Priska Wikus

Physiotherapie zwischen Heilpädagogik und Medizin
Kinderbetreuung in Wiens Integrationskindergärten

disserta
Verlag

Wikus, Priska: Physiotherapie zwischen Heilpädagogik und Medizin: Kinderbetreuung in Wiens Integrationskindergärten, disserta Verlag, 2012

ISBN: 978-3-95425-030-1
Druck: disserta Verlag, Hamburg, 2012
Covermotiv: © laurine45 – Fotolia.com

Bibliografische Information der Deutschen Nationalbibliothek:
Die Deutsche Nationalbibliothek verzeichnet diese Publikation in der Deutschen Nationalbibliografie; detaillierte bibliografische Daten sind im Internet über http://dnb.d-nb.de abrufbar.

Die digitale Ausgabe (eBook-Ausgabe) dieses Titels trägt die ISBN 978-3-95425-031-8 und kann über den Handel oder den Verlag bezogen werden.

Inhalt

Einleitung

Die Heilpädagogik ist seit jeher eng mit einer ihrer Nachbardisziplinen, der Medizin, verknüpft – ihre historischen Wurzeln findet man
nicht im pädagogischen, sondern eher im medizinischen oder auch im
karitativen Bereich (Kobi, 2004, 127f.).

Georgens und Deinhardt versuchten mit ihrem 1861 erschienenen
Werk „Die Heilpädagogik mit besonderer Berücksichtigung der Idiotie
und der Idiotenanstalten" zwar, ‚Heilpädagogik' „als *pädagogische*
Disziplin wissenschaftlich zu begründen" (Strachota 2002, 313; Herv.
i. O.), jedoch begann hiermit erst ein langwieriger Kampf heilpädagogischer WissenschafterInnen, um aus dem Schatten der Medizin zu
treten: Im Jahre 1927 etwa schrieb der deutsche Pädagoge, Philo-
soph und Psychologe Spranger heilerzieherische Aufgaben noch zu
einem großen Teil medizinischem Fachpersonal zu – auch Nohl fühlte
sich 1949 in seiner Rolle als Universitätspädagoge für heilpädagogische Fragestellungen nicht zuständig (Kobi 2004, 128).

Zwanzig Jahre später erst wies Moor (1969) auf die enge Verbindung
der Heilpädagogik mit der Pädagogik hin und beschrieb sie als vertief-
te Pädagogik: „Heilpädagogik ist diejenige Pädagogik, welche vor die
über das Durchschnittsmaß hinausgehende Erziehungsschwierigkeiten
gestellt ist" (a.a.O., 260).

Mit Bleidicks Werk „Pädagogik der Behinderten – Grundzüge einer
Theorie der Erziehung behinderter Kinder und Jugendlicher" gelang in
den 1970er Jahre erstmals eine „wissenschaftliche Grundlegung der
Heilpädagogik als *pädagogische* Disziplin" (Strachota 2002, 313;
Herv. i. O.). Bleidick (1978) setzte sich dabei allgemein mit der Frage
nach der Aussagekraft der Medizin für die Pädagogik für Menschen
mit Behinderung auseinander. In den 1980er Jahren lebte die Diskussion um das Verhältnis von Heilpädagogik und Medizin wahrhaft auf,
u.a. beleuchteten Heitger (1984), Hellbrügge (1985), Iben (1985),

7

Toifl (1985) und Speck (1987) das Verhältnis von Heilpädagogik und Medizin aus pädagogischer, neuropsychiatrischer und kinderärztlicher Sicht. Auch in den 1990er Jahren setzten sich pädagogische Wissen-schafterInnen mit dieser Problematik auseinander; exemplarisch las-sen sich Ahrbeck (1996), Theis-Scholz (1999) und Haeberlin (1996) nennen. Strachota (2002) beschreibt die Diskussion der 1990er aller-dings als „etwas eingeschlafen" (a.a.O., 313). Weiters hält Strachota fest, dass sich die meisten der oben genannten AutorInnen auf die Frage beschränken, was die Medizin für die heilpädagogische Praxis leiste, wobei die Meinung vorzuherrschen scheint, dass sich „die Be-deutung der Medizin für die heilpädagogische Praxis – wenn über-haupt – darin sehen lasse, daß therapeutische Maßnahmen Voraus-setzungen für Heilerziehung i.w.S. schaffen" (a.a.O., 319). Selten ge-he es darum, welche Bedeutung die Heilpädagogik für die Medizin ha-be (a.a.O.).

Auch Bleidick (1997), Kobi (2004) und Speck (2008) behandeln in den Neuauflagen ihrer heilpädagogischen Standardwerke den Zu-sammenhang von Heilpädagogik und Medizin. Speck (2008) bei-spielsweise hält fest, dass die „Verständigung zwischen sozialwissen-schaftlichem und medizinischem Erklärungsmodell schwieriger wird". Er betont allerdings auch, dass Menschen „dualistisch nicht erklär-bar", sondern eine „psycho-physische Ganzheit" sind (a.a.O., 29) und konstruktive interdisziplinäre Zusammenarbeit theoretisch und prak-tisch unabdingbar geworden ist.

Mit der Frage nach dem Verhältnis der Heilpädagogik zu ihrer Nach-bardisziplin, der Medizin, stellt man gleichzeitig auch die Frage nach dem Selbstverständnis der Heilpädagogik (Strachota 2002, 312) – und hier auch nach ihrem Praxisverständnis.

In der Literatur stößt man auf zahlreiche Antworten auf die Frage nach praxisleitenden Begriffen der Heilpädagogik: Neben *Unterricht, Erziehung und Fürsorge* bei Hanselmann (1976, 11) oder *Erziehung,*

Unterricht und Therapie bei Bleidick (1999, 91) kann man weiters noch *Bildung, Förderung, Unterstützung, Assistenz, Hilfe zur Selbsthilfe* (Theunissen 1997, 373), *erzieherische Förderung* (Bach 1999, 4) und *Entwicklungsbegleitung* (Biewer 2000, 242) als begriffliche Bezeichnungen der heilpädagogischen Praxis finden. Biewer (2009) weist weiter in seinem Buch ‚Grundlagen der Heilpädagogik und Inklusiven Pädagogik' auf folgende Grundbegriffe und Aufgabenstellungen der Heilpädagogik hin: Entwicklung (a.a.O., 80f), Förderung (a.a.O., 85ff), Rehabilitation (a.a.O., 88f), Therapie (a.a.O., 89ff) und Prävention (a.a.O., 91ff). Strachota (2002, 213) lehnt dieses weit gefasste Verständnis heilpädagogischer Praxis ab: Um das *Pädagogische* der Heilpädagogik zu stärken und den Einzug nicht-pädagogischer Begriffe – wie Förderung – in das heilpädagogische Fachvokabular zu vermeiden, fasst sie alle verschiedenen Formen (heil-)pädagogischen Handelns unter dem rein pädagogischen Begriff *Erziehung* zusammen. Sie versteht unter heilpädagogischer Praxis

„den Gesamtbereich interaktiv und kommunikativ gestalteter Handlungsprozesse, welche die ihnen zugrundeliegende Intention der Zustandsveränderung im Sinne einer ‚Verbesserung' des Menschen auf dem Wege der Eröffnung und Gestaltung von Erziehungsprozessen zu verwirklichen sucht. Das angedeutete weite Verständnis von Erziehung umfaßt in diesem Sinne Maßnahmen der emotionalen und sozialen sowie intellektuellen Führung, Anregung, Begleitung, Unterstützung und Förderung" (a.a.O., 219).

Im Gegensatz zur Heilpädagogik ist sich unsere Schulmedizin hinsichtlich ihrer praxisleitenden Begriffe einig: Krankheiten und deren Heilung stehen im Zentrum ihres Denkens und Handelns (Datler und Felt 1996, 52; Strachota 2002, 201; Pschyrembel 2001, 667f, 904). Auch die Physiotherapie als medizinische Profession strebt in den meisten ihrer Teilbereiche – wie etwa der Physiotherapie in der Traumatologie, Orthopädie oder Gynäkologie – Heilung an. So definieren Dettmer u.a. (2005, 278) in ihrem Wörterbuch zu Fachbegriffen der Physiotherapie *Therapie* als jene „Maßnahmen, die zur Heilung einer Krankheit führen". Doch im Spezialfall der pädiatrischen Physiotherapie stellt sich ein anderer Sachverhalt dar: Hier stehen Entwicklungsbegleitung und -förderung – unabhängig von der ursprünglichen Erkrankung oder Behinderung – immer mit im Vordergrund der Therapie (Hartmannsgruber 1999, 73). Auch die Unterstützung und das Miteinbeziehen von Familie und Umfeld und die fachliche Förderung und Beratung der Eltern sind hier untrennbar mit der Physiotherapie verbunden.

Auch die Ziele, die in der physiotherapeutischen Arbeit mit Kindern angestrebt werden, weichen von jenen ab, die in bereits erwähnten anderen Behandlungsfeldern der Physiotherapie formuliert werden: Im zwölfbändigen Lehrbuch „Physiotherapie" (Hartmannsgruber 1999), einem Standardwerk der Physiotherapie, wird im Gegensatz zur *Heilung der Grunderkrankung* (meist das erklärte physiotherapeutische Ziel aller anderer Gebiete) bei der Physiotherapie mit Kindern „Findung der Eigeninitiative, Eigenregulation und Selbstverantwortung zur Mit- und Selbstbestimmung in der Kommunikation, ... in der Beschäftigung mit sich und dem Umfeld ... und Unterstützung in der Gestaltung des gesellschaftlichen Zusammenlebens" (Bernard 1999, 84) ins Zentrum jeder Therapie gestellt.

Die Ziele der Heilpädagogik sind ebenfalls klar definiert. Speck (2008) stellt bei Kinder und Jugendlichen mit Lern- und Erziehungsschwierigkeiten neben jenen Erziehungszielen, die für „alle Kinder und Jugendliche gelten" (a.a.O., 362), den „Zielkomplex ‚Integration'" (a.a.O., 363; Herv. i. O.) in den Vordergrund. Speck (2008) betont, dass darunter nicht nur *soziale Integration* zu verstehen ist, sondern auch die *Integration der Persönlichkeit* als primäre Voraussetzung. Mit *personaler Integration* ist somit „innere Integration" (a.a.O) gemeint. Sie bezieht sich auf die Persönlichkeit und ihren strukturalen Zusammenhalt. Da eine Behinderung den „Aufbau der Selbst-Instanz, die
10

Selbstkonsistenz und ihre Perspektiven" (a.a.O) in Gefahr bringt, ist *personale Integration* als „Ganzwerden der Person, ... als Finden und Behaupten von relativer Autonomie und Authentizität ... und als volles Menschwerden" (a.a.O) zu verstehen. Weiters sind Menschen mit Behinderung von sozialer Ausgliederung bedroht. Deshalb bildet die *soziale Integration* die andere Seite des Zielkomplexes Integration. Sie steht für die Integration in die Gesellschaft, für das „sozio-kulturell teilhaben können" oder auch für das „Vermeiden von Exklusion" (a.a.O., 364).t Personale und soziale Integration sind somit nicht getrennt voneinander zu betrachten: beide wirken aufeinander, beide bedingen einander (a.a.O, 363).

Speck (2008) betont als weiteres Ziel der heilpädagogischen Praxis den „Erwerb lebensbedeutsamer *Kompetenzen*" (a.a.O., 365; Herv. i. O.). Diese Kompetenzen beziehen sich auft „verschiedene Lebensfunktionen, wie Wahrnehmung, Bewegung, Sprache, Kommunikation oder Kognition" (a.a.O.).

Betrachtet man nun die Ziele von Physiotherapie und Heilpädagogik näher, zeigen sich einige Parallelen: Eine der Hauptaufgaben von PhysiotherapeutInnen in der pädiatrischen Praxis besteht ebenfalls in der Arbeit an der Bewegung und Wahrnehmung. Weiters lassen sich beispielsweise die Parallelen „Autonomie" (Speck 2008, 365) und „Selbstbestimmung" (Bernard 1999, 84) sowie „sozio-kulturell teilhaben können" (Speck 2008, 365) und „Unterstützung in der Gestaltung des gesellschaftlichen Zusammenlebens" (Bernard 1999, 84) auf den ersten Blick erkennen.

Meine Erfahrungen in der physiotherapeutischen Praxis zeigen, dass die Parallelen im disziptlinären Selbstverständnis und in den Zielsetzungen von Heilpädagogik und pädiatrischer Physiotherapie besonders häufig und ausgeprägt bei jenen PhysiotherapeutInnen auftreten, die in pädagogischen Institutionen – wie etwa Kindergärten oder

Schulen – arbeiten: So auch bei jenen, die bei der MA 10 – Fachbereich mobile Entwicklungsförderung tätig sind.

Diese Institution der Gemeinde Wien bemüht sich um eine optimale Förderung von Kindern im Alter von drei bis sechs Jahren, manchmal auch bis ins Volksschulalter hinein. Neben PsychologInnen arbeiten Sonderkindergartenpädagoginnen, Sonderhortpädagoginnen, Sprachheil-pädagoginnen und Physiotherapeutinnen[1] im interdisziplinären Team (o.A. 2008a, 1). Die Aufgabe der Physiotherapeutinnen besteht in der Begutachtung von Kindern in Regel- und Integrationskindergärten und vor allem in der physiotherapeutischen Betreuung von Kindern mit körperlicher und/oder sogenannter geistiger Behinderung, Entwicklungsverzögerungen und Verhaltensauffälligkeiten in ausgewählten ‚Stammhäusern' (Integrationskindergärten). Diese Kinder werden so in Gruppen- und Einzeltherapien gefördert und ihre Entwicklung auf allen Ebenen bestmöglich unterstützt (a.a.O., 1). Da bei der MA 10 aus ökonomischen Gründen keine ErgotherapeutInnen beschäftigt sind und es in Wien mit dem Kindergarteneintritt meist keine weitere Unterstützung durch heilpädagogische FrühförderInnen gibt (Strohhofer 2005, 15), übernehmen hier die Physiotherapeutinnen oft auch Aufgaben, die nicht ihrem medizinisch orientierten Berufsbild entsprechen. Die Praxis zeigt, dass gerade dieser Umstand die Arbeitsstelle bei der MA 10 aus heilpädagogischer Sicht besonders interessant macht, da sich die Physiotherapeutinnen in einem verschwommenen Grenzbereich zwischen Heilpädagogik und Physiotherapie bewegen und scheinbar nicht allen Anforderungen ihres täglichen Arbeitens gerecht werden können.

Denn wie schon ein Blick auf die Ausbildung zur/m PhysiotherapeutIn zeigt, sind sowohl jene, die sich in der Ausbildung befinden, als auch AbsolventInnen keineswegs mit Zielen und Maßnahmen heilpädagogi-

---

[1] Das Team der MA 10 – Fachbereichmobile Entwicklungsförderung stellt sich zum momentanen Zeitpunkt aus einem männlichen Psychologen und sonst weiblichen Kolleginnen zusammen.

scher Praxis vertraut: Der Beruf der/s PhysiotherapeutIn lässt sich ganz klar im medizinischen Feld verorten. Neben RadiotechnologInnen, ErgotherapeutInnen, OrthoptistInnen, LogopädInnen, DiätologInnen und biomedizinischen AnalytikerInnen zählen PhysiotherapeutInnen zur Sparte der medizinisch-technischen Dienste, deren Rechte und Pflichten im mtD-Gesetz von 1996 verankert sind. Die Richtlinien zur Ausbildung zur/m PhysiotherapeutIn berufen sich ebenfalls auf dieses Gesetz. So scheinen hier neben klassischen medizinischen Disziplinen wie zum Beispiel Anatomie, Physiologie, Pathologie, Chirurgie, Neurologie oder Kinderheilkunde natürlich physiotherapeutische Fächer wie beispielsweise „Bewegungslehre einschließlich Biomechanik, Bewegungstherapie, Anwendung aller physiotherapeutischen Maßnahmen in den Bereichen der Prophylaxe, Therapie und Rehabilitation und Berufskunde und -ethik" (mtD-Gesetz 1996, 26) auf. Soziologie, Psychologie und „Pädagogik und Gesprächsführung" (a.a.O., 27) stehen ebenso auf dem Lehrplan. Alleine schon diese Formulierung – „Pädagogik und Gesprächsführung" – lässt auf den geringen Stellenwert pädagogischer Inhalte in der Ausbildung schließen und erkennen, dass dieses Curriculum ohne nähere Auseinandersetzung mit der Disziplin Pädagogik, ihrer Teildisziplin Sonder- und Heilpädagogik und ihren Leitbegriffen erstellt wurde. So zeigt auch die Praxis der Ausbildung, dass die knapp bemessenen Einheiten dieses Unterrichtsfaches nur für Inhalte der Gesprächsführung verwendet werden – (heil-)pädagogische Inhalte (grundlegende Theorien, Praxiskonzepte etc.) werden nicht vermittelt.

Diese Vernachlässigung pädagogischer Inhalte in der physiotherapeutischen Ausbildung steht in großem Widerspruch zu den bereits erwähnten Zielen der Physiotherapeutinnen der MA 10. Denn die Vermittlung jener Therapiemaßnahmen, die nötig sind, um einige ihre Ziele zu erreichen, ist offenbar nicht Inhalt der Ausbildung. Das Fachgebiet Pädagogik in der Physiotherapie scheint ‚stiefmütterlich' behandelt, grundlegendes pädagogisches Wissen fehlt in der Ausbildung zur/m PhysiotherapeutIn völlig. So müssen die Physiotherapeutinnen der MA 10 ohne (heil-)pädagogisches Wissen Ziele verfolgen, die im Grenzbereich zwischen Physiotherapie und Heilpädagogik anzusiedeln sind.

Im Zuge dieses Buches möchte ich die scheinbaren Parallelen von Heilpädagogik und Physiotherapie bei der MA 10 thematisieren und auch problematisieren. Weiters werde ich herausarbeiten, wie Physiotherapeutinnen der MA 10 das Spannungsfeld zwischen Sonder- und Heilpädagogik und Medizin im Berufsalltag erleben.

Forschungsstand und Forschungslücke

Da die Diskussion um die praxisleitenden Begriffe der Heilpädagogik wie bereits erwähnt nicht abgeschlossen ist, gibt es zahlreiche Publikationen, in denen der Begriff *Therapie* und seine Manifestation im pädagogischen Sprachgebrauch thematisiert werden: U.a. Krawitz (1996) beschäftigte sich mit der Frage, was Pädagogik sei und stellte fest, dass nicht therapeutische Interventionen, sondern individualpädagogisches Handeln die gegenwärtigen Probleme der Erziehung lösen können. Schön (2005) setzte sich mit dem Zusammenhang von Therapie und Erziehung auseinander und stellte Chancen, aber auch Probleme der Therapeutisierung pädagogischer Arbeit dar. Ihr Fokus lag dabei jedoch auf dem Einfluss der Psychotherapie auf Pädagogik.

Auch der Zusammenhang von *Heil*pädagogik und Medizin im Sinne von therapeutischen Disziplinen wurde in der Diskussion bisher weitgehend auf Psychotherapie und -analyse und Tiertherapie beschränkt: Datler (1996; 2006; uvm.) sieht die psychoanalytisch-psychotherapeutische Praxis als „Spezialfall von pädagogischer Praxis" und versteht den psychotherapeutischen Heilungsprozess als Bildungsprozess (Datler 2006, 95). Er gibt zu bedenken, dass die „Herauslösung der Psychotherapie aus anderen bestehenden Disziplinen wie Psychologie, Medizin, Pädagogik" in den letzten Jahren eine „deutliche Intensivierung" erfahren hat und der Konstituierungsprozess der Psychotherapie als eigenständige Disziplin in Österreich wohl unaufhaltsam voranschreitet (Datler und Felt 1996, 67). Bickel (2004) beschreibt die Psychoanalyse bereits als „disziplinlose Wissenschaft" (a.a.O.).

Der Zusammenhang von Tiertherapie und Pädagogik wurde in erster Linie in Diplomarbeiten von u.a. Vock (2008) und Antonu (2007) thematisiert.

Andere therapeutische Disziplinen wurden bislang in die Erörterung zum Verhältnis von Heilpädagogik und Medizin größtenteils nicht miteinbezogen. Lediglich Göll (2008) beschäftigte sich in ihrer Diplomarbeit mit der „Anwendbarkeit des pädagogischen Konzepts Emmi Piklers in der Physiotherapie mit Kindern". Sie untersuchte, unter welchen Voraussetzungen Emmi Piklers Ideen zu selbständigem Lernen in der Physiotherapie mit Kindern verwirklicht werden können und versuchte so, einen ersten Zusammenhang zwischen heilpädagogischem Denken und pädiatrischer Physiotherapie herzustellen. Dabei konzentrierte sie sich auf die optimale Gestaltung der Therapiesituation, erfasste jedoch keine Parallelen im disziplinären Verständnis und in den Zielsetzungen von HeilpädagogInnen und PhysiotherapeutInnen (a.a.O.).

Forschungsfrage

Wie erleben Physiotherapeutinnen der MA 10 – Fachbereich mobile Entwicklungsförderung ihr Handeln im Spannungsfeld zwischen Heilpädagogik und Medizin?

Subfragen:

- Welches Selbstverständnis liegt der Arbeit der Physiotherapeutinnen an dieser speziellen Arbeitsstelle nach deren Einschätzung zugrunde?
- Welche Probleme ergeben sich in der täglichen Arbeit der Physiotherapeutinnen der MA 10 aus ihrer persönlichen Sicht?

- Werden Physiotherapeutinnen mit heilpädagogischen Fragestellungen konfrontiert? Wenn ja, sind sie sich dessen bewusst und mit welchen Strategien reagieren sie darauf?
- Was sind die Wünsche/Lösungsvorschläge der Physiotherapeutinnen hinsichtlich der Vermittlung/Aneignung heilpädagogischer Inhalte?

Methodisches Vorgehen

Halbstandardisierte Interviews mit den Physiotherapeutinnen der MA
10 sollen Antworten auf meine Forschungsfrage liefern. Ich entschied
mich speziell für diese Art des Leitfadeninterviews, da hierbei die Re-
konstruktion subjektiver Theorien der Befragten im Zentrum steht
(Flick 2007, 209). Da meine Interviewpartnerinnen über einen komplexen Wissensstand zum Thema der Untersuchung verfügen und sich
meine Fragestellung auf die Inhalte subjektiver Theorien und deren
Umsetzung im beruflichen Handeln richtet, stellt das halbstandardisierte Interview die optimale Voraussetzung zur Bearbeitung meiner
Forschungsfragen dar.

So wurden bei einem ersten Termin die Interviews mit offenen Fragen, hypothesengerichteten Fragen und Konfrontationsfragen geführt
und so versucht, sowohl das explizite als auch das implizite Wissen
der Interviewpartnerinnen zu erforschen. Bei einem zweiten Termin –
maximal ein bis zwei Wochen nach dem ersten – wurden die Aussagen der Physiotherapeutinnen mittels Struktur-Legetechnik (SLT)
überprüft. Ergebnisse der SLT sind graphische Darstellungen der subjektiven Theorien und ermöglichen dadurch sowohl die Beantwortung
aufgestellter Hypothesen als auch die Anregung zur Selbstreflexion
der Befragten hinsichtlich „konkurrierender Alternativtheorien"
(a.a.O., 204).

Die Auswertung halbstandardisierter Interviews und auch mögliche
Irritationen der Interviewpartnerinnen durch die Konfrontationsfragen
werden in der Literatur häufig als problematisch beschrieben (a.a.O.,

208f). Flick (1995, 105) räumt hierbei allerdings ein, dass auf diese Konfrontationsfragen auch verzichtet werden kann. Da ich jedoch mit den Interviewpartnerinnen und den Gegebenheiten ihres Arbeitsplatzes gut vertraut bin, können Irritationen durch behutsame Einführung der alternativen Sichtweisen gut aufgefangen und die spannenden und wichtigen Konfrontationsfragen gestellt werden.

Das Problem der Auswertung halbstandardisierter Interviews wurde in diesem Buch anhand der qualitativen Inhaltsanalyse nach Schmidt (1997) gelöst. Kodierende Verfahren stellen die beste Möglichkeit zur Auswertung dieses Interviewtypus' dar (Flick 1995, 105). Schmidt orientiert sich stark an Mayrings Methode der Inhaltsanalyse, legt dabei größten Wert auf den starken Bezug zu den auszuwertenden Texten. Ihre Auswertungsstrategie versteht sich als Mischform zwischen hermeneutisch-interpretierender und empirisch-erklärender Inhaltsanalyse.

Die Offenheit der Analyse nach Schmidt scheint mir in Kombination mit halbstandardisierten Interviews passend, da so auch Ergebnisse der SLT in die Kategorien-, Tabellen- und Hypothesenbildung mit einfließen können. Schmidts Intention, „sich bei der Auswertung von Leitfadeninterviews von den Befragten ‚führen und belehren‘ zu lassen" (a.a.O., 565; Herv. i. O.) – ohne dabei jedoch auf vorangehende theoretische Überlegungen zu verzichten –, lässt sich gut mit meiner Fragestellung vereinbaren und erkennt meine Interviewpartnerinnen als Expertinnen an.

Heilpädagogische Relevanz

In Wien werden rund 20.900 Kinder in städtischen Kindergärten betreut – 1.960 davon werden als Integrationskinder geführt und sind in einer der 253 Integrationsgruppen untergebracht (o.A. 2011a, 1). Weiters gibt es wienweit 29 heilpädagogische Gruppen, in denen maximal zwölf Kinder mit schwereren Behinderungen betreut werden. Diese Betreuung übernehmen neben den gruppenzugehörigen Kin-

17

dergartenpädagogInnen und SonderkindergartenpädagogInnen auch die SpezialistInnen der MA 10 – Fachbereich mobile Entwicklungsförderung (a.a.O., 1). Somit erreichen die Physiotherapeutinnen des Fachbereiches mit ihrer Arbeit eine große Zahl der Kinder mit körperlicher und/oder so genannter geistiger Behinderung, Entwicklungsstörungen oder Verhaltensauffälligkeiten.

Wie schon Schulz (1998, 7) erwähnt, stehen Wissen – im Besonderen ExpertInnenwissen – und Handeln in engem Zusammenhang. So unterscheidet Schulz (a.a.O., 8f) in Anlehnung an Schütz zwei grundlegende Wissensformen, die das Handeln maßgeblich beeinflussen: zum einen das Allgemeinwissen des/r LaiIn – auch das des/r gut informierten LaiIn – zum anderen das Sonderwissen eines/r professionellen ExpertIn. Das Allgemeinwissen des/r LaiIn erfasst ein – auf konkrete Handlungsaufgaben bezogenes – „Rezeptwissen, ohne den Ursache-Wirkungs-Zusammenhang solcher Handlungsroutinen zu berücksichtigen" (a.a.O., 8). Das Wissen des/r ExpertIn begreift Schulz „durch einen methodisch konstituierten analytischen Bezug auf spezifische Inhaltsbereiche bestimmt, dessen Leistung darin besteht, Genese und systematische Zusammenhänge von analytischen Problemstellungen zu ermitteln und darauf bezogene rationale Lösungswege aufzuzeigen" (a.a.O.). Somit ist es ExpertInnen vorbehalten, relevante Bereiche ihres Grundwissens so zu spezifizieren, dass damit konkrete individuelle Probleme gelöst werden können. Oder anders gesagt: Im Verhältnis zu LaiInnen entwickeln ExpertInnen gegenüber einem Problem angemessenere Hypothesen und benutzen erfolgreichere Lösungsstrategien.

Wie ich in meiner Problemskizze aufgezeigt habe, werden die Physiotherapeutinnen der MA 10 in ihrer täglichen Arbeit mit heilpädagogischen Problemen und Zielsetzungen konfrontiert. Doch wie sollen sie adäquat auf diese Probleme reagieren und entsprechende Handlungen setzen, wenn sie zwar in medizinisch-therapeutischen Belangen Expertinnen sind, auf heilpädagogischem Terrain jedoch als Laiinnen
18

auftreten müssen? Um die heilpädagogische Betreuung der nahezu 2.000 Kinder in Wiens Integrationskindergärten zu optimieren, müssen die Physiotherapeutinnen auch auf diesem Gebiet auf Expertinnenwissen zurückgreifen können. In meinem Buch soll dieser mögliche Bedarf nun aufgezeigt und so auch eine Basis für mögliche Fortbildungsangebote für Physiotherapeutinnen der MA 10 entsprechend ihrer Wissenslücken geschaffen werden. Denn wie Schulz (1993) zeigt, kann man entsprechende und effiziente Handlungen nur dann setzen, wenn man über das nötige Fachwissen verfügt. Die optimale heilpädagogische Unterstützung der Kinder in Wiens Integrationskindergärten und eine Verbesserung des (heil-)pädagogischen Versorgungsnetzes kann nur dann erreicht werden, wenn alle SpezialistInnen, die mit heilpädagogischen Fragestellungen konfrontiert werden, auf fundiertes Wissen zurückgreifen können.

Aufbau der Arbeit

Einleitend sollen in meinem ersten Kapitel die Begriffe *Profession* und *Disziplin* erläutert werden. Ich möchte aufzeigen, welche Voraussetzungen und Charakteristika an diese beiden Termini geknüpft sind und welche Anforderungen ein Berufsfeld mit sich bringen muss, um zu einer der beiden Kategorien zu gehören.

Das zweite Kapitel möchte ich entsprechend meiner Fragestellung dem disziplinären Selbstverständnis, dem Praxisverständnis und den Leitideen der Heilpädagogik widmen. Außerdem sollen hier die verschiedenen Bezeichnungen heilpädagogischer Praxis, die in der Literatur zu finden sind, beleuchtet und ein Blick hinter ihre ,begrifflichen Hüllen` geworfen werden.

Das dritte Kapitel widmet sich der Physiotherapie. Analog zu Kapitel zwei sollen hier das disziplinäre Selbstverständnis, das Praxisverständnis und die Leitideen der Physiotherapie thematisiert werden.

Im vierten Kapitel werde ich speziell die pädiatrische Physiotherapie diskutieren. Besonders die Differenzen im disziplinären Selbstverständnis und im Praxisverständnis zwischen ‚allgemeiner' Physiotherapie und pädiatrischer Physiotherapie werden hier aufgezeigt. Weiters werden jene Institutionen vorgestellt, in denen Physiotherapeutinnen im Spannungsfeld zwischen Heilpädagogik und pädiatrischer Physiotherapie arbeiten. Auch die Krankheitsbilder, mit denen man in diesem Arbeitsfeld konfrontiert wird, werden beschrieben.

Im fünften Kapitel werden die Forschungsmethode und auch meine Interviewpartnerinnen vorgestellt. Die Datengewinnung mittels halbstandardisierter Interviews und der Auswertungsprozess nach Schmidt werden hier erläutert.

Die Ergebnisse meiner Interviewauswertung, der SLT und die Materialübersicht in Tabellenform werden im sechsten Kapitel ihren Platz finden. Weiters werden die Ergebnisse in Bezug zu meiner Fragestellung gesetzt, um so einen eventuellen Handlungsbedarf hinsichtlich der Optimierung der Aus- und Fortbildung der Therapeutinnen und so einer Verbesserung der heilpädagogischen Betreuung der Kinder aufzuzeigen.

Das siebte Kapitel fasst wesentliche Ergebnisse dieser Arbeit zusammen.

1 Diszplin versus Profession

Zu Beginn möchte ich betonen, dass sich dieses einführende Kapitel weder mit der Professionalisierungsfrage der Sonder- und Heilpädagogik noch mit jener der Physiotherapie beschäftigt. Es soll lediglich dazu dienen, in der folgenden Arbeit auf ein gemeinsames Verständnis der Begriffe *Disziplin* und *Profession* zurückgreifen zu können. Deshalb werden die Bedeutung von ‚Disziplin‘ und ‚Profession‘ erklärt und in Zusammenhang mit der Physiotherapie und der Heilpädagogik gebracht.

Das Wort Disziplin stammt vom lateinischen *disciplinia, -ae (fem.)* ab und bedeutet übersetzt „Lehre, Kenntnis, Wissen, Zucht, Schule" oder auch „Ordnung" (Stowasser u.a. 1994, 160). Im deutschen Sprachgebrauch wird es für das ‚Einhalten von bestimmten Regeln und Ordnung‘, als Synonym für das Wort ‚Sportart‘ und als Bezeichnung eines Zweiges bzw. Spezialgebietes einer Wissenschaft verwendet (Meyers Lexikonredaktion, Band 5, 1998, 143).

Die für diese Arbeit relevante Bedeutung des Begriffes Disziplin ist die des Wissenschaftszweiges. Bereits im Altertum wurde die Wissenschaft in verschiedene Teilbereiche – oder Teil*disziplinen* – eingeteilt. Bach (1999) beschreibt so beispielsweise die Sonderpädagogik als Teildisziplin der allgemeinen Pädagogik (a.a.O., 4). Im Laufe der Zeit entstanden allerdings unzählige Einzelwissenschaften. Diese Zersplitterung geriet in der zweiten Hälfte des zwanzigsten Jahrhunderts in Kritik. Von nun an wurde der Interdisziplinarität große Bedeutung beigemessen, woraus auch disziplinübergreifende Fachwissenschaften, wie etwa Wirtschaftsinformatik oder die medizinische Informatik, entstanden (a.a.O.).

Datler und Felt (1996) diskutierten in ihrem Artikel die „Zuerkennung des Status einer ‚eigenständigen Disziplin'" (a.a.O., 46; Herv. i. O.). Die AutorInnen betonen, „daß bestimmte Grenzziehungen akzeptiert und daß den Angehörigen einer Disziplin innerhalb dieser Grenzen primäre Gestaltungs- und Entscheidungskompetenzen eingeräumt werden" (a.a.O). Es herrscht unter den Angehörigen der Disziplin Einigkeit darüber, welche Problemstellungen in den Zuständigkeitsbereich der Disziplin fallen. Weiters zeigen Datler und Felt (a.a.O.) folgende Kompetenzen der Mitglieder einer eigenständigen Disziplin auf: Gewisse Problemstellungen, die in den Aufgabenbereich der Disziplin fallen, werden mit – von den Disziplinmitgliedern frei gewählten – Methoden bearbeitet. Auch die Qualitätsmerkmale, denen Untersuchungen entsprechen müssen, werden von den Disziplinmitgliedern selbst festgelegt. Weiters entscheiden die Mitglieder, welchen Kriterien neue Mitglieder entsprechen müssen und wer die Disziplin nach außen hin vertreten darf (a.a.O.). Datler und Felt (1996) betonen, dass diese Handlungs- und Entscheidungskompetenzen den Mitgliedern einer Disziplin „ein gewisses Maß an Sicherheit und klarer Orientierung" (a.a.O., 47) geben. Weiters zeigen die AutorInnen einige Eigenschaften auf, die etablierte Disziplinen bestimmen lässt und die Abgrenzung von anderen Disziplinen ermöglicht: Gegenstand, Methoden und praxisleitende Interessen müssen festgelegt sei. Auch die Differenzen zu anderen Disziplinen hinsichtlich ihres Gegenstandes, der Methoden und der forschungs- und praxisleitenden Interessen müssen klar ersichtlich sein (a.a.O., 51). Datler und Felt (1996, 53) halten allerdings noch fest, dass die genannten Kriterien noch nicht ausreichen, um von einer eigenständigen Disziplin sprechen zu können. Hierzu erörtern sie folgendes:

> „Damit es zur Konstituierung eines Fachbereiches kommt, … bedarf es nicht bloß einer größeren Gruppe von Menschen, die sich nach bestimmten Methoden mit einem speziellen Gegenstandsbereich befaßt, um dabei spezifischen erkenntnis- und praxisleitenden Interessen zu folgen. Prozesse der Etablierung von Disziplinen bedürfen vielmehr darüber hinausgehender Prozesse der sozialen Differenzierung, die bestimmte Institutionalisierungen

hervorbringen, welche von maßgeblichen Vertretern bereits bestehender Disziplinen, von gesetzlichen Gremien, von politischen Entscheidungsträgern etc. explizit oder implizit anerkannt, mitgetragen und mitgestaltet werden" (a.a.O).

In Anlehnung an Stichweh (1994) und Lepenies (1981) halten Datler und Felt (1996, 53) vier Resultate dieser Prozesse fest. So führen diese Prozesse dazu, dass Fachwissen generiert wird, welches in Lehr- oder Handbüchern ersichtlich ist. Weiters werden „ausmachbare Kommunikationsstrukturen" (a.a.O.) etabliert, in die Personen, die der Disziplin angehören, eingebunden sind. Zum dritten werden „disziplinenspezifische Sozialisationsprozesse" (a.a.O.) geschaffen, „nach denen künftige Angehörige einer Disziplin selektiert und an bestimmte disziplinenspezifische Standards herangeführt werden" (a.a.O). Abschließend betonen Dalter und Felt (1996), dass diese Prozesse der sozialen Differenzierung und Institutionalisierung die Bearbeitung der Entstehungs- und Entwicklungsgeschichte der Disziplin einleiten, die „den Angehörigen dieser Disziplin ein gemeinsam geteiltes Gefühl der ‚historischen Identität' und nach außen den Eindruck einer weit zurückreichenden Stabilität und Kohärenz vermitteln" (a.a.O., Herv. i. O.).

Auch der Begriff Profession stammt aus dem Lateinischen: *professio, -onis (fem.)* und bedeutet übersetzt „Beruf, berufliche Beschäftigung" (Stowasser u.a. 1994, 407). Seine Verwendung ist jedoch uneinheitlich: In der soziologischen Theoriebildung werden Professionen als Weiterentwicklungen von Berufen verstanden bzw. als besondere Berufe ausgewiesen, die meist eine akademische Ausbildung voraussetzen.

Eliot Freidson (1979, 1) wiederrum versteht unter Profession eine besondere Art von Beruf, die ein „Versprechen gegenüber der Gesellschaft" (a.a.O.) abgegeben hat.

Schorr (1987, 277) weitet diese Definition aus und arbeitet drei Merkmale für Professionen heraus:

- Sie orientieren sich an wichtigen gesellschaftlichen Themenfeldern.
- Sie zeichnen sich durch ein Spezialwissen aus, das in einer Son-derausbildung erworben wird. Diese Sonderausbildungen weisen einen wesentlich höheren Standard auf als die Ausbildung anderer Berufe.
- Professionen haben das Ziel, Personen zu verändern.

Schämann (2006) bezeichnet jene Berufe als Profession, die sich durch das „Erbringen von zentralwertbezogenen Dienstleistungen, die der Aufrechterhaltung von relevanten Wertuniversalien wie Gesund-heit, Konsens, Moral, Wahrheit und Recht in der Gesellschaft" (a.a.O., 35) auszeichnen. Darunter versteht Schämann (2006), dass Mitglie-dern einer Profession als Instanz zur Wertrealisierung fungieren und kollektivitätsorientiert handeln. Sie haben innerhalb ihrer Profession ein Kollektivitätsbewusstsein entwickelt, das als Garant für eine rela-tiv stabile Konstruktion der Berufsgruppe gilt. Des Weiteren zeichnen sich Professionen durch universelles Wissen und durch eine gesetzlich zugesprochene Handlungsautonomie aus (a.a.O., 36).

Das universelle Wissen schließt sich aus zwei Wissenskomponenten zusammen: Wissenschaftliches Wissen, das als Theorie- und Prob-lemlösungswissen zu verstehen ist, und Berufswissen – das Erfah-rungswissen von Berufsangehörigen meint, ergänzt durch allgemeines Alltagswissen. Die Professionsmitglieder verstehen es, diese zwei Komponenten in ihrem Handeln miteinander zu verknüpfen.

Die Handlungsautonomie einer Profession impliziert die Kontrolle der eigenen Tätigkeiten – Professionen entziehen sich somit der Kontrolle durch Externe oder Organisationen (a.a.O., 38f). Auch Dewe u.a. (1992) schließen sich dieser Definition von Professionen an (a.a.O., 8f).

Schwendenwein (1990) hält sogar an sieben Strukturmerkmalen fest, die Professionen von Berufen unterscheiden: Neben der Existenz berufsrelevanter Forschung, entsprechenden Rechtsgrundlagen zur Organisation der Ausbildung und zur Qualifikationskontrolle und der Verpflichtung zur Beachtung gesellschaftlicher Werte betont er auch die Verpflichtung zur Beachtung berufsspezifischer Ziele, die Existenz eines Berufskodex, die Existenz einer berufseigenen Interessensvertretung und die eigenverantwortliche Fortbildung der Berufsangehörigen.

Deutlich wird, dass nach dieser Definition nur wenige Berufe den Professionsstatus erlangen können. Horak und Neudecker (2000) sprechen der Sonder- und Heilpädagogik viele dieser Merkmale einer Profession ab (a.a.O., 17f) und verweisen auf den Status der *Semi*profession: Meist rund um die klassischen Professionen angesiedelt verfügen Semiprofessionen über keine oder nur geringe soziale Immunität. Die Ausbildung ist oft verkürzt, die Handlungsautonomie ist eingeschränkt. Weiters zeichnen sich Semiprofessionen durch einen sehr hohen Frauenanteil aus und sind häufig bestrebt, den Status der Vollprofession zu erlangen. Nach diesem Modell zählt auch die Physiotherapie eindeutig zu den Semiprofessionen (Schämann 2006, 41f).

Greift man jedoch auf ein anderes Modell zur Bestimmung einer Profession zurück, eröffnen sich neue Möglichkeiten, sowohl physiotherapeutische als auch sonder- und heilpädagogische Professionalität zu definieren. Horak und Neudecker (2000) versuchen, Professionalität in sonder- und heilpädagogischem Kontext nicht auf die gesamte Berufsgruppe, sondern auf das *Handeln* einzelner Personen zu beziehen. Somit ist es möglich, als sonder- und heilpädagogisch handelnde Person professionell tätig zu sein – ohne einer Berufsgruppe zugeordnet zu sein, die als Profession unter oben genannten Kriterien anerkannt ist (a.a.O., 19f). Dabei berufen sie sich auf Terhart (1990):

„Profession ist keine Sache, die ein Beruf als Ganzer oder eine Person entweder hat oder nicht hat – sie entwickelt sich vielmehr historisch auf der Ebene eines Berufsstandes, und auf der Ebene des einzelnen Berufsinhabers kann sie sich im Verlauf der Berufsbiographie entwickeln" (Terhart 1990, zit. nach Horak, Neudecker 2000, 165).

Weiters betonen Horak und Neudecker (2000), dass die Professionalität sonder- und heilpädagogischen Handelns getrennt von der Professionalität pädagogischen Handels zu betrachten ist. Als Grund hierfür nennen sie die starke Verbundenheit von sonder- und heilpädagogischem Handeln mit therapeutischer Tätigkeit (a.a.O., 20). Moser (2003) beschreibt die Professionsforschung innerhalb der Sonderpädagogik jedoch als nicht weit vorangeschritten, da sich die Forschung bisweilen auf rein pädagogische Aspekte konzentrierte (a.a.O., 87). Die Autorin hebt die Bedeutung der sonderpädagogischen Professionsforschung auch für die *Disziplin* Sonderpädagogik hervor:

„Professionstheoretische Einsichten können nun – und dies soll hier v.a. entlang systemtheoretischer und strukturfunktionalistischer Überlegungen entwickelt werden – auch für die Disziplin Sonderpädagogik von besonderer Bedeutung sein, um von dort aus herauszuarbeiten, was das Besondere der Sonderpädagogik ist" (a.a.O., 88).

Als großen Vorteil dieser Betrachtungsweise sieht Moser (2003) das Umgehen der Diskussion um den Behinderungsbegriff (a.a.O.).

Im Rahmen dieser Arbeit sehe ich sowohl die Heilpädagogik als auch die Physiotherapie als Semiprofession an, wobei die Heilpädagogik im Gegensatz zur Physiotherapie bereits auch als wissenschaftliche Disziplin fest verankert ist, wie sich in den kommenden Kapiteln zeigen wird.

2 Heilpädagogik

Das zweite Kapitel dieser Arbeit steht im Zeichen der Heilpädagogik. Das disziplinäre Selbstverständnis, das Praxisverständnis und auch grundlegende Leitideen der Heilpädagogik werden hier vorgestellt.

2.1 Das disziplinäre Selbstverständnis der Heilpädagogik

Um die disziplinäre Identität der Heilpädagogik der heutigen Zeit verständlich zu machen, folgt zu Beginn dieses Kapitels ein kurzer geschichtlicher Abriss.

Erste heilpädagogische Bemühungen lassen sich im 16. Jahrhundert finden und stehen in engem Zusammenhang mit Menschen mit Sinnesbeeinträchtigungen (Biewer 2009, 13). Ein spanischer Mönch, Pedro Ponce de Leon, versuchte mittels Lautsprache *gehörlose Menschen* zu unterrichten (a.a.O.). Bestimmt vom Gedankengut der Aufklärung folgten ihm im 18. Jahrhundert der Priester Charles Michel de l'Epée und Jakob Rodriguez Pereira. Biewer (a.a.O., 15) schreibt hierzu: „Das Zeitalter der Aufklärung brachte einen pädagogischen Optimismus, der im 18. Jahrhundert zu neuen Wegen der Pädagogik und zum Experimentieren mit Methoden führte, die Kindern zugutekam, die bislang von Bildungsangeboten ausgeschlossen waren." Die erste Schule für *gehörlose Kinder* wurde in Wien 1779 errichtet. Ebenfalls ins 18. Jahrhundert fällt die Entstehung erster Schulen für *sehbehinderte Kinder* in Paris durch Valentin Haüy, ‚*taubblinde*' *Kinder* wurden Anfang des 19. Jahrhunderts in den USA unterrichtet (a.a.O., 16). Die ersten Bildungsmaßnahmen für *Menschen mit körperlichen Beeinträchtigungen* sind eng mit der Entstehung medizinisch orientierter Institutionen verbunden (a.a.O., 17). 1816 gründete Johann Georg Heine in Würzburg eine orthopädische Anstalt, in der zwar die medizinische Betreuung erstrangig war, jedoch auch schulischer Unterricht angeboten wurde (a.a.O.). *Menschen mit geistiger Behinderung* wurden ab Mitte des 19. Jahrhunderts unterrichtet – Vorreiter war Johann Jakob Guggenbühl in der Schweiz (a.a.O.). Jan Daniel Georgens eröffnete gemeinsam mit Heinrich Marianus Deinhardt 1856 die ‚Heil- und Pflegeanstalt Levana' in Baden bei Wien (Gröschke 1997, 86). Sie diente der heilpädagogischen Betreuung von etwa zehn Kindern mit geistiger Behinderung. Nach neun Jahren musste Levana aus wirtschaftlichen Gründen jedoch geschlossen werden (a.a.O.).

Ende des 19. und Anfang des 20. Jahrhunderts entstanden Bildungseinrichtungen zum Unterricht von *lern- und sprachbehinderten Schülern* (Biewer 2009, 19).

Mitte des 20. Jahrhunderts erreichte die Heilpädagogik mit der NS-Zeit einen Tiefpunkt. Eugenisches Gedankengut, das sich bereits zu Beginn des 20. Jahrhunderts verbreitete, schlich sich in das Hilfsschulwesen und in die Arbeitsweise in Pflegeanstalten ein (a.a.O., 22). Zur Pflege der sogenannten Erbgesundheit begannen mittels einer Ermächtigung Hitlers 1939 Euthanasiemaßnahmen unter dem Namen ‚Aktion T4': Schwer psychisch kranke PatientInnen und Menschen mit schwerer geistiger und/oder körperlicher Behinderung wurden zur Tötung in spezielle Heime verlegt. Aufgrund starker Proteste durch Betroffene und ihre Angehörigen gegen dieses Vorgehen versuchte man, die Tötungen versteckt durchzuführen – eine Überdosis eines Medikamentes täuschte einen natürlichen Tod vor (a.a.O., 23). Mit fortschreitender Kriegsdauer wurden auch Menschen mit Traumatisierungen, Kriegsversehrte und PatientInnen mit schlechten Lungen- und Herzbefunden auf die Euthanasie-Liste gesetzt (a.a.O., 24).

Nach dem Krieg erfolgte ein Ausbau des Sonderschulwesens, außerschulische Einrichtungen für Menschen mit Behinderung entstanden in großer Vielzahl. Eine Gegenbewegung zu diesen Sondereinrichtungen entstand allerdings bald darauf: Das *Normalisierungsprinzip* strebte eine möglichst große Gleichstellung von Menschen mit Behinderungen an. Biewer (2005) schreibt hierzu:

> „Mit der Weiterentwicklung dieses Prinzips durch den Amerikaner Wolf Wolfensberger in den 1970er Jahren und der Übernahme dieser Positionen in Europa fand ein Prozess der Umgestaltung der pädagogischen Einrichtungen für behinderte Menschen statt. Die Propagierung eines möglichst normalen Lebens und die Hebung der sozialen Rolle behinderter Menschen legte den Grundstein für weitere Veränderungen (a.a.O., 1).

Fortgeführt wurden diese Gedanken ab den 1970er und 1980er Jahren im Sinne der Integrationsbewegung. Sie hatte zum Ziel, Menschen mit Behinderung in ‚Regeleinrichtungen' zu fördern (Biewer 2009, 26f). In den 1990er Jahren wurde der Integrationsgedanke weitergeführt zum *Inklusionsgedanken* (Biewer 2005, 1). Biewer (a.a.O.) bringt den Unterscheid zwischen Integration auf der einen und Inklusion auf der anderen Seite auf den Punkt:

> „Während diese Position in der schulischen *Integration* nur die additive Aufnahme behinderter Kinder in ansonsten weitgehend unverändert arbeitende Regeleinrichtungen sieht, propagiert das Konzept *Inclusion* grundlegende institutionelle Veränderung, um der Verschiedenheit der Vorrausetzungen der NutzerInnen gerecht zu werden (a.a.O., 1, Herv. i. O.)

Im Laufe der soeben beschriebenen Entwicklung der Heilpädagogik wandelte sich auch die gängige Fachbezeichnung. Die Diskussion um die verschiedenen Fachbegriffe stellt einen wesentlichen Punkt zur Bestimmung der disziplinären Identität dar. Viele Begriffe werden synonym gebraucht, manche ergänzend oder ersetzend – gemeinsam ist hierbei allen die Zuordnung zur ‚Mutterdisziplin' Pädagogik, die zunehmend mit dem Begriff ‚Bildungswissenschaft' ersetzt wurde (a.a.O., 28). Gröschke (1997) definiert diese Koexistenz der verschiedenen Begriffe als Zeichen „anhaltender latenter Selbstverunsicherung der Theoretiker, was für eine Art von Wissenschaft man denn nun eigentlich betreibe" (a.a.O., 18). Auch Theunissen (1997) fühlt sich durch diese Begriffsvielfalt „irritiert" (a.a.O., 373).

Die längste Tradition ist der Fachbezeichnung ‚Heilpädagogik' zuzuschreiben, die 1861 von Georgens und Deinhardt geprägt wurde. Sie manifestierte sich vor allem im Bereich der Praxis (Gröschke 1997, 19). Die Nähe zur Medizin aufgrund des Wortteiles ‚Heil-' steht hierbei in der Kritik einiger AutorInnen, beispielsweise Hanselmann in den 1930er Jahren und Bleidick in den 1970er Jahren. Paul Moor (1969) hingegen hielt am traditionellen Begriff ‚Heilpädagogik' fest und konterte, „daß der Begriff der Heilpädagogik sich nicht mehr deckt mit dem, was der Name Heilpädagogik anzudeuten scheint" (a.a.O., 12). Er sah die Heilpädagogik als „Theorie einer *pädagogischen Praxis*" (Gröschke 1997, 21f; Herv. i.O.). Auch Kobi (2004) bleibt der Fachbezeichnung Heilpädagogik treu:

„Der Begriff Heilpädagogik lässt sich meines Erachtens dann vertreten, wenn wir

- Die Bezeichnungen >heilen< nicht mehr nur im speziellen Sinne des >Gesundmachens<, sondern im umfassenderen Sinne der Verganzheitlichung und Sinnerfüllung des Leben verstehen
- den >Gegenstand< unser Bemühungen nicht ausschließlich im behinderten Kind sehen, sondern in bedrohten oder beeinträchtigten Erziehungsverhältnissen, die wir zu erfüllen, zu vertiefen, integrativ zu gestalten oder überhaupt erst einmal zu stiften versuchen" (a.a.O., 126f).

Auch Speck (2008) steht zur Heilpädagogik als Bezeichnung dieser speziellen pädagogischen Teildisziplin, da er ‚heil' in Verbindung mit dem Begriff ‚ganz' bringt und so auf die verbindende Funktion der Heilpädagogik hinweist: „Den Mensch *ganz* werden lassen" (a.a.O., 17; Herv. i.O.).

Biewer (2009) nennt trotz seiner Entscheidung für ‚Heilpädagogik' als Fachbegriff alternativ den Begriff ‚Sonderpädagogik', der allerdings in enger Verbindung mit dem Sonder*schul*wesen steht. Im Zuge des bereits erwähnten Integrationsgedankens wurde an dieser Fachbezeichnung jedoch ebenfalls Kritik laut (a.a.O., 29). Gröschke (1997) ordnet die Bezeichnung Sonderpädagogik dem wissenschaftlichen Bereich zu und betont die häufige (unreflektierte) Kombination beider Begriffe: Heil- und Sonderpädagogik (a.a.O., 20).

Eine weitere Alternative stellt ‚Behindertenpädagogik' dar – ein Begriff, der sich in den 1970er Jahren etablierte. Ziel war es, die ‚Gemeinsamkeit' aller AdressatInnen der Heilpädagogik zu finden und diese schon in der Fachbezeichnung deutlich zu machen (Biewer 2009, 0).

Um trotz aller verschiedenen Begriffe einen einheitlichen Fachbegriff zu definieren, schreibt Gröschke (1997): „Der traditionelle und für die heutigen Verhältnisse rehabilitierte Begriff der Heilpädagogik verbürgt am besten die Kontinuität der fachlichen Entwicklungslinien auf dem Felde der Behindertenhilfe vom 19. Jahrhundert an bis heute" (a.a.O., 42). Weiters betont er das Positive des Begriffes ‚heil' – nämlich das „Zugeständnis an Geschichte und Tradition des Fachgebietes, das ihre oben skizzierten komplexen Entwicklungsbedingungen nicht leugnet, sondern bewusst annimmt und integriert zu einem komplexen Gesamtsystem >Heilpädagogik<" (a.a.O.). Gröschke (1997) betont zudem auch, dass dem Leitbegriff eine identitätsverbürgende Funktion zukommt (a.a.O., 40). Da die Weiterentwicklung der Heilpädagogik in all der bisher erreichten Vielfalt unter eben dieser Fachbezeichnung bestmöglich gewährleistet ist, fällt die Entscheidung der meisten AutorInnen zugunsten des Begriffes Heilpädagogik. In meiner Arbeit schließe ich mich dementsprechend dieser Meinung an und vertrete den Begriff Heilpädagogik als Fachbezeichnung.

Da nun ein fachspezifischer Oberbegriff gefunden ist, muss man in der Diskussion nach der disziplinären Identität der Heilpädagogik fragen: Was ist Heilpädagogik eigentlich? Gröschke (1997) stellt die Gegenfrage und beschreibt, was Heilpädagogik nicht ist: weder religiös motivierte Heilerziehung noch ärztlich-pädagogische Heilkunde oder gar pädagogische Therapie (a.a.O., 36f). Auch die „Anwendung spezifischer pädagogisch-therapeutischer Methoden auf die Förderung behinderter und verhaltensgestörter Kinder und Jugendlicher" lehnt Gröschke ab, da der Methodenansatz allein nicht ausreicht, um die Heilpädagogik als eigenständige Disziplin zu begründen (a.a.O., 39).

Auf die Frage, was Heilpädagogik nun sei, lässt sich die Übereinstimmung vieler AutorInnen erkennen, dass die Heilpädagogik innerhalb der *Pädagogik* als Kerndisziplin beziehungsweise Mutterdisziplin anzusiedeln ist (beispielsweise Moor 1969, 7; Gröschke 1997, 36; Biewer 2009, 27).

Moor (1969) sieht Heilpädagogik als jene Pädagogik, die versucht, Erziehung zu ermöglichen, wenn „etwas Unheilbares vorliegt" (a.a.O., 12). HauptadressatInnen der Heilpädagogik sind laut Moor (1965) jene Kinder, „welche die Alltagserziehung vor unlösbare Aufgaben stellen, Kinder, für welche die gewohnten Mittel und Wege nicht mehr ausreichen und mit welchen die üblichen Ziele nicht mehr erreicht werden können" (a.a.O., 260).

Gröschke (1997) sieht Heilpädagogik als Handlungswissenschaft und schreibt ihr die Verantwortung zu, die „Sicherung und Verbesserung der Lebensqualität behinderter oder entwicklungsauffälliger Menschen" (a.a.O., 13) zu gewährleisten. Weiter führt er aus:

> „Gegenstand heilpädagogischen Handelns sind durch Behinderung beeinträchtigte Erziehungs- und Bildungsverhältnisse, in denen gelingende Kommunikation Bedingung für die Aufhebung oder Kompensation der Beeinträchtigung ist. Heilpädagogen sind in erster Linie (Heil-)Erzieher, ihr beruflicher Auftrag bezieht sich

primär auf *Förderung, Erziehung und Bildung* unter diesen er-
schwerten Bedürfnissen" (a.a.O., 262, Herv. i. O.).

Außerdem ist bei Gröschke (1997, 41) zu lesen, was die Teilnehme-
rInnen der ‚Konferenz der Studiengänge Heilpädagogik an Fachhochschulen' 1997 zur Frage nach dem Selbstverständnis der Heilpädagogik festhielten:

> „Heilpädagogik als Teil der Pädagogik ist eine Handlungswissen-
> schaft, eine anwendungsbezogene Wissenschaft mit dem Auf-
> trag, Konzepte für die heilpädagogische Praxis zu entwickeln.
> Heilpädagogik versteht sich als Theorie und Praxis der Erziehung,
> Bildung und Förderung jener Menschen,
>
> – die sich in den gegebenen soziokulturellen Verhältnissen
>   nicht altersgemäß entwickelt haben oder die als fehlent-
>   wickelt gelten,
> – die in ihrer Beeinträchtigung nicht zu einer altersgemäßen
>   Lebensgestaltung fähig sind,
> – die in ihrem Erleben sich anders und ausgegrenzt fühlen.
>
> Von daher vollziehen sich im Arbeitsfeld der Heilpädagogik Ent-
> wicklung und Erziehung unter erschwerenden Bedingungen. Es
> ist der berufliche Anspruch des Heilpädagogen, den in seiner
> Entwicklung und Lebensgestaltung beeinträchtigten Menschen in
> seiner personalen Einmaligkeit und sozialen Zugehörigkeit zu
> respektieren und zu fördern. (...) Es geht letztendlich immer auch
> um Ermutigung im Anderssein, um Annahme des Behindertseins
> und um Sinnfindung angesichts beeinträchtigter Lebensbedin-
> gungen" (Konferenz der Studiengänge Heilpädagogik an Fach-
> hochschulen 1997, zit. nach Gröschke 1997, 41).

Nach Biewer (2009) versteht Haeberlin Heilpädagogik „als Pädagogik
für Ausgegrenzte und Benachteiligte" (a.a.O., 33) – Biewer macht allerdings auch auf die Schwierigkeit aufmerksam, die durch solch eine
weit gefasste Definition auftritt (a.a.O.). Haeberlin selbst führt weiter

aus, Heilpädagogik stelle „die erzieherische und therapeutische Hilfe für Kinder und Jugendliche (auch Erwachsene) ... dar, welche als Folge einer Schädigung und/oder einer problematischen Sozial- und Beziehungssituation in der Entwicklung zur Selbstbestimmung und zur Gesellschaftsfähigkeit beeinträchtig sind" (a.a.O., 171).

Speck (2008) sieht Heilpädagogik als „Pädagogik unter dem Aspekt spezieller Erziehungserfordernisse beim Vorliegen von Lern- und Erziehungshindernissen" (a.a.O., 18) und „bezieht sie auf alle Institutionen für Kinder, Jugendliche und Erwachsene mit speziellem Erziehungs- und Bildungsbedarf" (a.a.O.).

Kobi (2004) unterstützt die Aufteilung der Heilpädagogik in eine *allgemeine Heilpädagogik*, die sich mit der Geschichte, mit wissenschaftstheoretischen und spartenübergreifenden Grundfragen beschäftigt, und in eine *spezielle Heilpädagogik*. Die spezielle (oder auch differenzielle) Heilpädagogik unterscheidet sich nach den verschiedenen Behinderungsarten (Körperbehinderten-, Kranken-, Sehgeschädigten- (a.a.O., 136), Blinden-, Hörgeschädigten-, Gehörlosen-, Sprachbehinderten- (a.a.O., 137), Geistigbehinderten-, Lernbehinderten- (a.a.O., 138), Verhaltensgestörten- und Mehrfachbehindertenpädagogik (a.a.O., 139)) und beschäftigt sich mit Handlungskonzepten, Erziehungshilfe, Lebenshilfe und der Bedingungsanalyse von Behinderung (a.a.O.).

Gröschke (1997) definiert Sozialwissenschaft, Politikwissenschaft, Rechtswissenschaft, Philosophie, Theologie und vor allem Humanbiologie, Psychologie und Medizin als Bezugswissenschaften der Heilpädagogik (a.a.O., 73f). Zum Verhältnis der Heilpädagogik zur Medizin hält Speck (2008) fest, dass durch die Emanzipation der Heilpädagogik von der Medizin ein offenes und kooperatives Zusammenarbeiten möglich wurde (a.a.O., 307f). Auch die interdisziplinäre und interfachliche Kooperation mit diesen Bezugswissenschaften beschreibt

Speck (2008) als unverzichtbare, „wissenschaftliche Lösung bestimmter praktischer Probleme" (a.a.O., 308).

Zusammenfassend lässt sich feststellen, dass auch weiterhin der Begriff ‚Heilpädagogik' der gängigste und anerkannteste Begriff dieser Disziplin ist, die eindeutig im Feld der Pädagogik angesiedelt werden muss. Im Zentrum der Heilpädagogik stehen jene Menschen, die im Allgemeinen als ‚behindert' gelten und deren Erziehungs- und Bildungsprozesse erschwert sind.

2.2 Das Praxisverständnis der Heilpädagogik

Praxis bedeutet bewusstes menschliches Handeln bezogen auf zwischenmenschliche Prozesse (Gröschke 1997, 131). Dabei bezieht sich dieses Handeln „verständigungsorientiert auf Personen" (a.a.O., 134) und „trägt seinen Wert in sich selbst" (a.a.O.).

Wie jedoch bereits in der Einleitung dieser Arbeit deutlich wird, gibt es vielfältige Ansichten und Definitionen, was unter *heilpädagogischem Handeln* zu verstehen ist: Strachota (2002, 213) fasst alle verschiedenen Formen (heil-)pädagogischen Handelns unter dem rein pädagogischen Begriff *Erziehung* zusammen, bei Biewer (2009) beinhaltet heilpädagogisches Handeln Entwicklung (a.a.O., 80f), Förderung (a.a.O., 85ff), Therapie (a.a.O., 89ff) und Prävention (a.a.O., 91ff). Theunissen (1997, 373) wählt *Bildung, Förderung, Unterstützung, Assistenz* und *Hilfe zur Selbsthilfe* als leitende Begriffe heilpädagogischer Praxis. Doch was steht hinter diesen begrifflichen Hüllen?

Strachota (2002, 214) unterscheidet zwischen ‚Erziehung im engeren und im weiteren Sinne'. Im Gegensatz zur *moralischen Beeinflussung* – dem enggefassten Verständnis von Erziehung – umfasst dieser Begriff im weiten Spektrum verschiedenste Formen pädagogischen Handelns:

„Die unter dem Begriff >Erziehung< *im weiteren Sinne* begrifflich erfaßten Formen pädagogischen Handelns verstehe ich zunächst als mehr oder weniger reflektierte Einwirkung Erwachsener auf Kinder, Jugendliche (und Erwachsene), die von einer bestimmten Absicht geleitet sind" (a.a.O., Herv. i. O.).

Speck (2008) fasst den Erziehungsbegriff ebenfalls weit, sodass er sowohl Unterricht als auch Förderung einschließt (a.a.O., 326).

Kobi (2004) zeigt auf, dass Erziehung etwas Relatives ist, das nicht absolutierbar ist. Er schreibt: „Das Allgemeinste, was über Erziehung ausgesagt werden kann, ist, dass es sich um eine im intersubjektiven Vergleich (*Ich* erlebe mich *so* – *Dich* erlebe ich *anders*) wurzelnde Intention zur personalen Existenzänderung und Daseinsgestaltung handelt" (a.a.O., 32, Herv. i. O.). Kobi betont, dass der Mittelpunkt heilpädagogischen Handelns immer der Mensch ist, dem gegenüber der/die HeilpädagogIn einen Erziehungsauftrag hat. Dabei muss eine Behinderung bzw. eine Störung berücksichtig werden, die eine Abweichung von dem, was als ‚normal' gesehen wird, bedeutet (a.a.O.).

Biewer (2009, 81) führt ‚Diagnostik' als Tätigkeitsfeld heilpädagogischer Praxis an. Eine besondere Bedeutung schreibt er der ‚Förderdiagnostik' zu, da sie – neben dem Erforschen von psychischen Prozessen und Verhalten – auch die Aufgabe hat, pädagogische Prozesse zu unterstützen. Weiters bringt er die Förderdiagnostik in engen Zusammenhang mit ‚Entwicklung', da sowohl die Rahmenbedingungen als auch der Entwicklungsstand eines Kindes beachtet werden. Biewer (2009, 80) sieht den Entwicklungsgedanken als zentralen Gedanken der Heilpädagogik. Das Ermöglichen und das Erleichtern von Entwicklung stehen laut Biewer (a.a.O.) im Zentrum, er stellt den Entwicklungsbegriff gleichberechtigt neben Bildung und Erziehung:

> „Für die Heilpädagogik hat der Begriff der Entwicklung keine geringere Bedeutung als Bildung und Erziehung. Deshalb sollte die Heilpädagogik auch die Frage nach der Verortung des Entwick-

lungsgedanken in der Bildungswissenschaft stellen und Fragen seiner Anwendung und Begründung im Kontext von Bildung und Erziehung stellen" (a.a.O.).

Dabei bezieht sich Biewer auf Roth, der in seinem Werk – dem zweiten Band der Pädagogischen Anthropologie – den Entwicklungsbegriff dem Erziehungsbegriff gleichgestellt hat (a.a.O.). Auch Benkmann (1998) schreibt *Entwicklung* grundlegende Bedeutung für die heilpädagogische Theoriebildung und Forschung zu (a.a.O., 24). Dementsprechend ist auch der damit eng verknüpfte Begriff ‚Förderung' in der heilpädagogischen Praxis anzusiedeln. Biewer (2009, 86) versteht unter Förderung „entwicklungsorientiertes pädagogisches Handeln" (a.a.O.). Gröschke schreibt dem Begriff ‚Förderung' sogar noch größere Bedeutung zu, er bezeichnet ihn als „angemessene Bezeichnung für das handlungsbezogene *Leitkonzept* heilpädagogischer Maßnahmen und Aktivitäten" (a.a.O., 269, Herv. i. O.). Das „*erzieherische* Moment" (a.a.O., 270, Herv. i. O.) soll dabei im Vordergrund stehen. Speck (2008) wünscht sich eine genaue Abklärung des Verhältnisses des Begriffes ‚Förderung' zu alteingesessenen heilpädagogischen Begriffen wie Erziehung, Bildung und Unterricht. Es scheint unklar, ob diese traditionellen Bezeichnungen ersetzt oder ergänzt werden sollen (a.a.O., 332). Strachota (2002) hingegen beobachtet, dass der Begriff ‚Förderung' „den traditionellen Erziehungsbegriff ersetzen" (a.a.O., 211) will. Sie zeigt aber auch kritische Seiten des Förderbegriffes auf und bestärkt so ihre Entscheidung für ‚Erziehung' als praxisleitenden Begriff der Heilpädagogik:

> „Es fördern Medizinerinnen gleichermaßen wie Pädagoginnen, während bislang Erziehung als originär pädagogische Tätigkeit verstanden wurde. Mit der Preisgabe des Begriffs >Erziehung< zugunsten des Begriffs >Förderung< als Bezeichnung pädagogischen Handelns würde neben dem Begriff Behinderung ein weiterer nicht-pädagogischer Begriff ins Zentrum des heilpädagogischen Begriffssystems gerückt werden, womit der heilpädagogi-

schen Sprache – sprich dem heilpädagogischen Selbstverständnis – vermutlich kein guter Dienst erwiesen wäre" (a.a.O., 212f).

Biewer (2009) betont in Anlehnung an Fornefeld einen weiteren Kritikpunkt an der häufigen Verwendung des Begriffes ‚Förderung': dem/der EmpfängerIn kommt bei der Förderung eine passive Rolle zu (a.a.O., 87). Um dem entgegenzuwirken, könnte ‚Förderung' durch ‚Facilitation' ersetzt werden (a.a.O.).

In dieser Arbeit von besonderer Bedeutung ist die Rolle des Begriffes ‚Therapie' in heilpädagogischem Kontext. Ursprünglich aus der Medizin stammend, hat sich *Therapie* mittlerweile auch in vielen anderen Bereichen – so auch in der Heilpädagogik – etabliert (Speck 2008, 322). Kobi (2004) sieht jedoch wesentliche Unterschiede zwischen Therapie und Erziehung: „Wer jemandem ein störendes Etwas wegbringt, therapiert. Wer jemandem ein erwünschtes Etwas bei-bringt, unterrichtet" (a.a.O., 347). Weiters sieht er Therapie als „indikativ, restaurativ, reparativ" (a.a.O., 344) und „funktional" (a.a.O., 345) – Erziehung hingegen als „imperativ, innovativ, emanzipatorisch" (a.a.O., 344) und „interaktional" (a.a.O., 345). Weiters thematisiert er die Diskussion des Verhältnisses von Therapie und Erziehung und sieht den Grund für diese Diskussion in „unterschiedlichen Systembedingungen, in unterschiedlichen Sichtweisen, Sozialisationsgeschichten, versicherungstechnischen Einschätzungen, Sozialprestige und Depersonalisierungsbedürfnissen" (a.a.O., 343).

Gröschke (1997) schreibt der Therapeutisierung der Heilpädagogik einen positiven Einfluss auf das Methodenrepertoire der Heilpädagogik zu (a.a.O., 259). Allerdings betont er auch die „problematische Ambivalenz" (a.a.O.) dieser Therapeutisierung, da „dies wiederum eine stete, latente Gefährdung oder Infragestellung des pädagogischen Charakters der Heilpädagogik" birgt (a.a.O.). Biewer (2009, 90) zeigt auf, dass jegliche heilpädagogische Intervention auch therapeutische Bestandteile in sich trägt. Speck (2008) warnt jedoch vor einer „Überstrapazierung des Therapiebegriffes" (a.a.O., 322), sollte es dadurch zu einer „Abwertung des Erziehungsbegriffes" (a.a.O.) kommen. Zur Kritik, der Begriff ‚Therapie' beziehe sich auf das medizinisch verstandene *Heilen* und sollte als *Heilbehandlung* verstanden werden, schreibt Biewer (2009):

> „Das Ziel heilpädagogischer Therapien kann in der Reduzierung von Störungen, der Minderung von Entwicklungsverzögerungen, aber auch im Erwerb von Strategien zum Leben mit Behinderung liegen. In den wenigsten Fällen dürfte es um die vollständige Beseitigung von beeinträchtigenden Phänomenen gehen, wie Therapie (i.S. von Heilbehandlung) implizieren könnte" (a.a.O., 90).

Speck (2008) deutet die Spannung zwischen den beiden Begriffen ‚Therapie' und ‚Erziehung', die nicht nur auf pädagogischer, sondern auch auf medizinischer Seite verortet ist, ähnlich wie Gröschke als Versuch der gegenseitigen Abgrenzung zur Wahrung der eigenen professionellen Identität (a.a.O., 323). In der Praxis jedoch zeigt sich, dass sich Therapie und Erziehung oft auch überschneiden können (Speck 2008, 329).

Um Störungen und Entwicklungsverzögerungen vorzubeugen, nennt Biewer (2009, 91) den Begriff der Prävention im heilpädagogischen Kontext. Er schreibt ihm einen multidisziplinären Charakter zu, in dem sich neben der Heilpädagogik auch andere Disziplinen und Professionen wie Medizin oder Psychologie zu Hause fühlen (a.a.O., 92).

Betrachtet man die Diskussion um den handlungsleitenden Begriff der Heilpädagogik näher, scheint mir persönlich, dass die meisten AutorInnen ein und dieselben Begriffe wählen – ihnen allerdings unterschiedlichen Stellenwert zusprechen. Jene, die ‚Erziehung' in einem weit gefassten Sinn verstehen, wollen sich nahezu ausschließlich auf diese Bezeichnung stützen. Dies geschieht wahrscheinlich auch deshalb, um die Identität der Heilpädagogik als *pädagogische Disziplin* zu wahren und sich von Nachbardisziplinen abzugrenzen. Jene aber, die

Erziehung in einem engeren Sinne verstehen, weiten das Handlungsfeld um weitere Begriffe – wie etwa Förderung und Therapie – aus.

2.3 Heilpädagogische Leitideen

Die Heilpädagogik orientiert sich in ihren Leitideen daran, was ein
Mensch braucht, um als Subjekt existieren zu können. Kobi (2004)
hebt folgende Strukturelemente heraus: Jeder Mensch benötigt ein
„Feld, in dem er sich gegenüber sich selbst und anderen präsentieren,
darstellen, vergegenwärtigen kann" (a.a.O., 319). Dazu braucht er
sowohl aktiven als auch passiven Schutz. Entscheidend ist hierbei
auch die Achtung und Anerkennung, die er durch andere erfährt. Jedoch reicht diese Achtung und Anerkennung nicht aus – ein Mensch
verlangt nach Kontakt mit anderen und nach Bindungen, in denen er
nach Vertrauen strebt. Durch Förderung und Führung einerseits, aber
auch Mündigkeit und Selbständigkeit andererseits will der Mensch
Ziele erreichen und Perspektiven offen haben (a.a.O., 319f).

Um den AdressatInnen der Heilpädagogik diese Erziehungsangebote
zu bieten, hebt Kobi (2004) drei Dimensionen heraus, die als Grundlagen und Grundideen auch bestimmend für heilpädagogische Tätigkeit sind: Zum ersten die subjektive Dimension, die die ‚Zielpersonen'
und ihr Befinden verkörpern; zum zweiten die normative Dimension,
die Behinderung und Krankheit definieren und zum dritten die objek-
tive Dimension, die Behinderung und Krankheit charakterisieren
(a.a.O., 33). Diese drei Dimensionen sind in ihrer Gesamtheit uner-
lässlich für heilpädagogische Arbeit – fehlt eine, endet man in „nai-
vem Funktionalismus" (a.a.O.), eindrücklichen Klassifikationssyste-
men und Typologien" oder in einer „personalistischen Pädagogik ap-
pellativen Charakters" (a.a.O.).

Die Leitidee, der Interventionen dieser drei Dimensionen unterstellt
sind, ist nach Strachota (2002, 215) *Bildung*. Die Autorin betont die

Wichtigkeit, zwischen *Erziehung* und *Bildung* zu differenzieren und zeigt auf, dass beide Begriffe meistens unreflektiert neben einander gebraucht werden:

> „Vom Zeitschriftenartikel bis zum Standardwerk ist zumindest *irgendwie* von >Erziehung und Bildung< oder von >Bildung und Erziehung< die Rede, ohne deutlich zu machen, ob und worin begriffsinhaltlich die Differenz zwischen beiden Begriffen besteht" (a.a.O., 216, Herv. i. O.).

Auch Biewer (2009) versteht Bildung als Leitidee heilpädagogischen Handelns (a.a.O., 77). Den Unterschied zwischen Erziehung und Bildung sieht er darin, dass Bildung eher Aufgabe des öffentlichen Lebens, Erziehung allerdings im privaten Bereich anzusiedeln sei (a.a.O., 78).

Trotz der Unstimmigkeiten hinsichtlich des praxisleitenden Begriffes der Heilpädagogik, die im vorangehenden Kapitel erläutert wurden, scheinen sich die meisten AutorInnen jedoch einig zu sein, was Aufgabe und Ziel jeglicher heilpädagogischer Intervention ist: Aufgabe der heilpädagogischen Praxis ist, Erziehungsprozesse zu ermöglichen, wenn diese aufgrund von so genannten Behinderungen erschwert oder gar unmöglich scheinen (Strachota 2002, 220).

Diese Erziehungs- und Entwicklungsprozesse verfolgen nach Gröschke (1997) das Ziel, Beeinträchtigungen im körperlichen, geistigen und seelischen Bereich zu mindern und eine Eingliederung in die Gesellschaft zu ermöglichen. Auch die „Hilfe zur Lebensentfaltung im Behindertsein" (a.a.O., 41) zählt er zu den Zielen heilpädagogischer Arbeit. Somit kommt der „Hilfe zur Annahme von Erziehung und zur Selbsterziehung" (a.a.O.) eine zentrale Rolle zu. Kobi (2004) nennt „Integration, Emanzipation, Normalisierung, Rehabilitation" (a.a.O., 314) als Ziele heilpädagogischer Arbeit, zeigt aber gleichzeitig auf, dass diese allgemeingültigen und anerkannten Erziehungsziele oft „inhaltsleer" und „in der Praxis ... bedeutungsarm" (a.a.O.) sind. Um dem vorzubeugen, definiert Speck (2008) den für ihn essentiellen Begriff ‚Integration' näher. Wie schon in der Einleitung erläutert, unterteilt er Integration in *personale Integration* und *soziale Integration*. Die personale Integration beschreibt das ‚Eins-werden' mit sich selbst, das ‚Ganz-Werden als Mensch' und stellt eine Grundvoraussetzung für die soziale Integration dar (a.a.O., 363). Weiters zeigt Speck (2008) die große Gefahr der sozialen Exklusion für Menschen mit Behinderung auf: „Menschen mit Behinderung sind von sozialer Ausgliederung, von sozialer Isolation bedroht" (a.a.O., 364). Soziale Partizipation muss auf allen Ebenen (Familie, Spielgruppe, Schulklasse, Arbeitsplatz, Wohngemeinschaft, Gemeinde, …) angestrebt werden (a.a.O.). Auch der „Erwerb lebensbedeutsamer Kompetenzen" (a.a.O., 365) ist nach Speck (2008) ein Ziel heilpädagogischer Arbeit. Bezogen auf verschiedene Bereiche des Lebens – wie etwa Wahrnehmung, Bewegung, Sprache, Kommunikation oder Kognition – soll das Kind bzw. der/die Erwachsene das erlernen, was ihm/ihr möglich ist und seine/ihre Lebensqualität verbessert (a.a.O.).

3 Physiotherapie

Zu Beginn der kommenden beiden Kapitel mit physiotherapeutischem Schwerpunkt möchte ich darauf hinweisen, dass ich hier bewusst *physiotherapeutisch-medizinisches* Fachvokabular gewählt habe. Dies dient der stärkeren Hervorhebung des physiotherapeutisch-medizinischen Selbstverständnisses und soll die Distanz zwischen heilpädagogischem und physiotherapeutischem Selbstverständnis unterstreichen.

Wie schon in der Einleitung erwähnt, ist die Physiotherapie den sogenannten gehobenen medizinisch technischen Diensten (mtD) zuzuordnen. Auch RadiotechnologInnen, ErgotherapeutInnen, OrthoptistInnen, LogopädInnen, DiätologInnen und biomedizinische AnalytikerInnen zählen zu dieser Sparte und berufen sich gemeinsam mit den PhysiotherapeutInnen hinsichtlich ihrer Rechte und Pflichten auf das mtD-Gesetz aus dem Jahre 1996.

Auf das Selbstverständnis, das Praxisverständnis und Leitideen der Physiotherapie wird im Folgenden eingegangen.

3.1 Das Selbstverständnis der Physiotherapie

In den letzten Jahren durchlebte die Physiotherapie turbulente Zeiten. Im Zuge der EU-Richtlinien zur Abgleichung des Hochschulprozesses schaffte die Physiotherapie den Sprung vom medizinischen Hilfsdienst zum akademischen Beruf (Physio Austria 2006, 13). Dieser Weg war jedoch ein weiter. Richard Julius Cyriax verfasste 1914 eine der umfangreichsten Darstellungen der Entwicklung der Physiotherapie und leitet diese mit folgendem Satz ein: „Medizinische Gymnastik in dieser oder jener Art wurde seit frühesten Zeiten als Therapiemittel angewandt, und sie ist ohne Zweifel so alt wie das Menschengeschlecht selber" (Cyriax 1914, zit. nach Grosch 1996, 229). Im Altertum be-

trieben griechische Männer Gymnastik unter Anleitung eines Berufstrainers, der „im alten Griechenland für die Gesundheit der jungen
Leute mehr tat als der Arzt" (Grosch 1996, 231). Diese Form der
Körperertüchtigung war jedoch Männern im sport- und wehrfähigen
Alter vorbehalten (Physio Austria 2009b, 9)[2].

Erst zu Beginn des Zeitalters der Aufklärung befürwortete der französische Arzt Nicolas Andry körperliche Übungen zur Prävention, aber
auch zur Therapie von Skelettdeformitäten (Grosch 1996, 231). Der
Schweizer Arzt Jean André Venel führte Andrys Gedanken fort und
eröffnete 1780 die erste orthopädische Heilanstalt der Welt in Orbe
(Kanton Waadt). Obwohl von nun an viele Ärzte versuchten, das Bedürfnis an Bewegung zu wecken und dieses auch medizinisch zu begründen, wurde dennoch meist nur das Spazierengehen propagiert
(a.a.O.). Erst durch den Pädagogen Jean-Jacques Rousseau und die
Gründung seiner Erziehungsanstalten – *Philanthropien* – kam es zu
einer Erneuerung der klassischen Leibesübungen: Johann Christoph
Friedrich Gutsmuth wurde als Lehrer der Anstalt in Schnepfenthal
zum Begründer der pädagogischen Gymnastik, seine Arbeit wurde
von Franz Nachtegall und dem Schweden Pehr Henrik Ling fortgeführt. Im 19. Jahrhundert entwickelte Ling aus Gutsmuths gymnastischen Übungen, die in erster Linie Bewegungen des täglichen Lebens
nachahmten, ein Konzept, dessen Schwerpunkt der Krankenbehandlung diente (a.a.O.). Die Übungen mussten formgenau ausgeführt
werden, zwischen den Übungen verordnete Ling Massagen. Er schuf
den ersten Ansatz einer *medizinischen* Gymnastik. Der Arzt Albert
Neumann, ein Nachfolger Lings, brachte die medizinische Gymnastik
nach Berlin, wo er eine Gymnastenschule eröffnete. Ihm ist auch die
erste berufliche Definition der Gymnasten zu verdanken: „Der Gymnast steht zum heilgymnastischen Arzt oder Kinesitherapeuten wie
der Apotheker zum medicamentösen Arzte. Der Gymnast soll die Be-

---

[2] Der Berufsverband der österreichischen PhysiotherapeutInnen heisst Physio Austria und gibt eine gleichnamige Fachzeitschrift heraus.

wegung (die Arznei) ... für den Patienten bereiten" (a.a.O.). Mit der 1853 eröffneten Gymnast*innen*schule trieb Neumann die berufliche Emanzipation der Frau in der Medizin voran.

Als Gegenströmung zu Lings Gymnastik entwickelte Gustaf Zander eine ‚Apparate-gestütze' Gymnastik, da er befürchtete, dass Lings GymnastInnen bei der Anleitung der PatienInnen zu großer Anstrengung und Belastung ausgesetzt waren (a.a.O., 231).

Im 20. Jahrhundert kombinierte der Kieler Arzt Johann Hermann Lubinus nach einem Aufenthalt in Schweden Lings Gymnastik mit Zanders Apparaten und eröffnete ein medikomechanisches Institut (a.a.O., 232). Wenig später erkannte er den großen Bedarf an HeilgymnastInnen in Deutschland und gründete eine Lehranstalt für Heilgymnastik. Dabei diente das erste Halbjahr der Ausbildung als TurnlehrerIn, die folgenden 1 ½ Jahre widmete er der theoretischen und praktischen Ausbildung in orthopädischer und medizinischer Gymnastik sowie der Massage. Um in keinen Konflikt mit ÄrztInnen zu treten, legte Lubinus großen Wert darauf, dass Heilgymnastik nur nach ärztlicher Vorschrift möglich war. Einige Jahre später ließen sich die ersten HeilgymnastInnen in freien Praxen nieder (a.a.O.).

Um den Opfern des ersten Weltkrieges gerecht zu werden, wurden in Deutschland weitere Ausbildungsstätten eröffnet. Der Chirurg August Bier verlangte erstmals die Berücksichtigung der ‚seelisch entspannenden Gymnastik' und erkannte die wesentliche Bedeutung der Psychologie in der Medizin. Er und seine Mitarbeiter beschäftigten sich intensiv mit der Reflexzonenmassage und der Bindegewebsmassage (a.a.O., 234). Es entwickelte sich eine ‚deutsche Gymnastik', die Grundpfeiler der schwedischen Gymnastik wurden durch entspannende Übungen und Gruppengymnastik mit spielerischer und sportlicher Note ersetzt. Der Internist Gottfried Böhm fügte die Herzübungsbehandlung, Atemgymnastik und die Balneologie (Behandlungen mit Heilwasser und Packungen wie Moor, Fango oder Paraffin) hinzu (a.a.O., 235). Auch die Wochenbettgymnastik und die physikalische Therapie inklusive der Elektrotherapie wurden eingeführt. Aufgrund der explosionsartigen Verbreitung der spinalen Kinderlähmung (Poliomyelitis) hielt die Krankengymnastik Einzug in die Pädiatrie (a.a.O., 236).

Obwohl die Physiotherapie nun auch Einzug in jene Arbeitsgebiete hielt, die früher als nicht relevant für PhysiotherapeutInnen galten, blieben PhysiotherapeutInnen weiterhin im Status von ärztlichen Hilfskräften (a.a.O., 238). Auch rechtlich war der Beruf der/des KrankengymnastIn[3] noch immer nicht anerkannt und geschützt: Der große zusätzliche Bedarf an TherapeutInnen aufgrund der Opfer des zweiten Weltkrieges wurde vorwiegend durch Sport- und TurnlehrerInnen, Rotkreuzschwestern und Soldaten gedeckt (a.a.O.). Nach dem Krieg versuchten viele der eben erwähnten Berufsgruppen, sich als KrankengymnastInnen eine neue Existenz aufzubauen. Aufgrund der mangelhaften Ausbildung musste der Berufsstand darunter sehr leiden. Der Orthopäde Franz Schede bemühte sich deshalb um eine gesetzliche Regelung der Ausbildung zur/zum KrankengymnastIn (a.a.O.). Zur Durchsetzung wichtiger standespolitischer Ziele wurden in den frühen Nachkriegsjahren krankengymnastische Verbände in Deutschland gegründet. Am 1. Juli 1959 trat in Deutschland endlich das Gesetz über die Abgrenzung des Berufes der/des KrankengymnastIn in Kraft, die Ausbildung wurde in kleinen Schritten vereinheitlicht (Grosch 1996, 240).

Doch der große Bedarf an physiotherapeutischen Behandlungen nach dem Zweiten Weltkrieg hatte auch sein Gutes: In einigen europäischen Ländern, den Vereinigten Staaten und in Australien nahmen Entwicklungen ihren Ausgang, die zu völlig neuen physiotherapeuti-

---

[3] Die Berufsbezeichnungen *KrankengymnastIn* und *HeilgymnastIn* wurden synonym gebraucht, wobei KrankengymnastIn vorwiegend in Deutschland verwendet wurde. Seit 1992 gilt *Diplomierte/r PhysiotherapeutIn* als gängige Berufsbezeichnung. Im Jahre 2006 wurde diese Bezeichnung auf *PhysiotherapeutIn* gekürzt.

schen Therapieansätzen und Behandlungskonzepten führten (Physio Austria 2009b, 10). PhysiotherapeutInnen erlangten durch die Entwicklung und Anwendung dieser neuen Konzepte vermehrt Selbständigkeit und große Eigenverantwortung – der Beruf der/des PhysiotherapeutIn unterschied sich von nun an stark von dem der ärztlichen Hilfskraft, der Gymnastikleherin/des Gymnastiklehrers oder der Masseurin/des Masseurs (a.a.O.).

Mittlerweile definiert sich die Physiotherapie als Beruf mit umfassender Handlungskompetenz, wobei die Arbeit mit Menschen und Bewegung im Zentrum steht (Physio Austria 2009a, 3). Physiotherapie versucht sowohl, Funktionsstörungen des Bewegungssystems zu vermeiden, als auch die natürliche Bewegungsfähigkeit zu erhalten bzw. wiederherzustellen und ist die gezielte Behandlung gestörter physiologischer Funktionen (Physio Austria 2004, 12). Sowohl bei primären als auch bei sekundären Beeinträchtigungen des Bewegungssystems, bei Störungen des Herzkreislaufsystems, der Atemfunktion und anderen inneren Erkrankungen, bei Schmerzzuständen und bei Befindlichkeitsstörungen kommt die Physiotherapie zum Einsatz (a.a.O.). Weiters leistet die Physiotherapie einen wichtigen Beitrag zur Gesundheitserziehung der Bevölkerung, in dem sie präventive Maßnahmen zur Erhaltung der Gesundheit setzt und die KlientInnen zu gesundheitsfördernden Verhaltensweisen anleitet. Für die moderne Physiotherapie sind der Mensch und die Gesamtheit seiner Bewegung als Lebensgrundlage maßgeblich. Das bedeutet, Bewegungstherapie muss mehr sein als die bloße Beseitigung einer Funktionsstörung. Die Berücksichtigung des Menschen in seiner Gesamtheit bietet einen besonderen Zugang in menschlicher wie auch in therapeutischer Hinsicht zur/zum PatientIn: Nicht nur der beeinträchtigte Körperteil wird behandelt, sondern der *Mensch* ist Mittelpunkt der Betreuung (Physio Austria 2009a, 3).

Als physiotherapeutische Bezugswissenschaften nennt der Weltverband der PhysiotherapeutInnen (WCPT 2007) Anatomie, Physiologie,

Pathologie, Biomechanik, Psychologie, Pädagogik und Sozialwissenschaften (a.a.O., 7). Deutlich wird hierbei, dass sich physiotherapeutische Arbeit in vielen Bereichen mit angrenzenden Berufsgruppen – wie ÄrztInnen, ErgotherapeutInnen und Pflegepersonal – überschneidet und es so möglicherweise zu Konflikten zwischen den Berufsgruppen kommen kann. Ein internationaler Trend in der Berufs- und Qualifikationsentwicklung, wonach es keine klaren Berufsmerkmale mehr gibt und sich Tätigkeiten keinem Beruf eindeutig zuordnen lassen, macht ein einheitliches Berufsbild wichtig. Diese Wichtigkeit wird außerdem durch die gesundheitspolitischen Änderungen der letzten Zeit unterstrichen: Finanzierungsprobleme im Gesundheitswesen machen medizinische Leistungen nicht mehr für alle Menschen bezahlbar und führen zu einer großen Konkurrenz unter den LeistungserbringerInnen, PatientInnen werden zu KonsumentInnen. Die verstärkte Abgrenzung zu KonkurrentInnen im medizinischen Arbeitsfeld und das Auftreten als selbstbewusste/r PartnerIn im Gesundheitswesen fordern ein klar formuliertes Selbstverständnis der Physiotherapie.

Die Physiotherapie scheint sich dieser Wichtigkeit jedoch nicht bewusst zu sein. Der Berufsverband der österreichischen PhysiotherapeutInnen –Physio Austria – entwickelte im Jahre 2004 ein Berufsprofil, das sich jedoch mehr mit handlungsleitenden Ideen als mit dem Selbstverständnis der Physiotherapie auseinandersetzte. Auch die meisten anderen AutorInnen, die wissenschaftliche Forschung im Gebiet der Physiotherapie betreiben, beschränken sich auf die Praxis und für die Physiotherapie relevante Krankheitsbilder. Möchte die Physiotherapie jedoch auch in Zukunft im medizinischen System zwischen all den anderen Berufen präsent bleiben, muss sie laut Schämann (2006, 24) dem Anspruch der Wissenschaftlichkeit genüge tragen und sich mit physiotherapeutisch relevanten Modell- und Theorieansätzen beschäftigen (a.a.O.). Diese Forderungen unterstützen auch die PhysiotherapeutInnen selbst: In einer Studie von Gruber (2001) wurden 28 PhysiotherapeutInnen mit Hilfe problemzentrierter

Interviews zu den Trends und Perspektiven des Berufsfeldes befragt. Der Grundstein für Schämanns Weg wurde laut den PhysiotherapeutInnen bereits durch die berufspolitische Entwicklung der Physiotherapie zu einem eigenständigen Beruf mit selbständigem, selbstsicherem und eigenverantwortlichem Handeln gelegt (a.a.O., 17). Doch da sich die Physiotherapie aus der Erfahrung heraus entwickelte und ihr Handeln aus anderen Wissenschaften – wie etwa der Medizin und Soziologie – begründet, ist der Schritt zur Wissenschaftlichkeit schwer: Besonders im deutschsprachigen Raum steht die physiotherapeutische Forschung noch am Anfang (Mayer/van Hilten 2007, 6). Um die eigenständige Berufsentwicklung weiter voranzutreiben, die Qualität hochzuhalten bzw. weiter zu verbessern und um mögliche Fremdbestimmung zu vermeiden, ist ‚neues' physiotherapeutisches Wissen nötig, das von PhysiotherapeutInnen selbst erforscht wird. Mayer und van Hilten (2007) betonen die Wichtigkeit einer eigenen Physiotherapieforschung:

„Die Entwicklung einer eigenen Wissenschaft der Physiotherapie (Therapiewissenschaft oder Physiotherapiewissenschaft) ist sehr wichtig für diesen Beruf. Zum einen aus Gründen der Professionalisierung: Nur wenn die Physiotherapie ein eigenständiges, spezifisches und empirisch geprüftes Wissen und eigenständige Theorien entwickelt, wird man von einem eigenständigen Beruf oder von einer Profession sprechen können. Zum anderen ist die Verwissenschaftlichung der Physiotherapie wichtig, um den bereits bestehenden sowie den künftigen Anforderungen gerecht zu werden und im Gesundheitssystem der Zukunft eine wichtige Rolle einnehmen zu können" (a.a.O, 27).

Vorrangiges Ziel der Physiotherapieforschung ist eine wissenschaftlich fundierte Wissensgrundlage, die die Qualität der Physiotherapie sichern und auch verbessern soll. Ein wesentlicher Schritt in diese Richtung wurde mit der Akademisierung der Ausbildung zur/zum Physio-

therapeutIn, auf die in Kapitel 3.4. näher eingegangen wird, getan
(a.a.O., 32).

3.2 Das Praxisverständnis der Physiotherapie

PhysiotherapeutInnen arbeiten im Bereich der Prävention, Therapie
und Rehabilitation. Die Analyse von Bewegungsabläufen, das gemein-
schaftliche Erstellen von Behandlungsplänen mit den PatientInnen
und die Auswahl und Durchführung geeigneter therapeutischer Maßnahmen stehen im Mittelpunkt der Physiotherapie. Im Rahmen der
Prävention arbeiten PhysiotherapeutInnen vor allem in der Gesundheitserziehung und -beratung und setzen prophylaktische Maßnahmen (o. A. 2009a, 1).

Im Mittelpunkt der modernen Physiotherapie stehen die Entwicklung
und die Funktionsweisen des Bewegungssystems sowie das Wechsel-
spiel der Bereiche Sensorik und Motorik (Physio Austria 2009b, 11).
Die Physiotherapie schließt alle Teile und Funktionen des menschlichen Organismus, die in Zusammenhang mit dem Bewegungsapparat
stehen – wie z.B. Muskulatur, Gelenke, Nervensystem, Herz-
Kreislaufsystem und auch die Psyche – mit ein (a.a.O.).

Im Zentrum des praktischen physiotherapeutischen Handelns steht
die Bewegungstherapie, die von anderen Therapieformen vorbereitet,
ergänzt oder begleitet wird (a.a.O., 8). Unter Bewegungstherapie
werden hierbei verschiedenste Behandlungsmethoden und -techniken
verstanden. Der veraltete Begriff ‚Krankengymnastik‘ wird somit aus
zweierlei Gründen den modernen Anforderungen physiotherapeutischer Verfahren nicht mehr gerecht: Einerseits nehmen nicht nur
Kranke die Leistungen in Anspruch und andererseits würde der Begriff
‚Gymnastik‘ als Leibes- und Körperübung die verwendete Methoden-
vielfalt sehr einschränken (o. A. 2009, 1). Es werden nicht mehr von
der Ärztin/vom Arzt konkret verordnete Techniken und Konzepte an-

gewandt, sondern die Therapie selbständig und selbstverantwortlich geplant und durchgeführt, was als *physiotherapeutischer Prozess* bezeichnet wird (Denk 2009, 1). Dieser Prozess gliedert sich in folgende Phasen: Befundaufnahme, physiotherapeutische Diagnose, Therapieplanung, Behandlung und Verlaufskontrolle. Auch die Dokumentation der Therapie ist ein wichtiger Bestandteil des physiotherapeutischen Prozesses (a.a.O.).

Um das Praxisverständnis der PhysiotherapeutInnen zu vereinheitlichen, entwickelte der WCPT *Kernpraxisstandards*. Diese Standards allgemein stellen Leitlinien für die physiotherapeutische Praxis dar (WCPT 2004a, 2). Der Weltverband hielt dabei nicht nur Richtlinien für den Befund und die Behandlung fest, sondern beschäftigte sich auch mit der PatientInnen-TherapeutInnen-Beziehung, der Kommunikation mit PatientInnen und anderem Fachpersonal, der Dokumentation der Therapie und des Therapieverlaufes und der Sicherheit (a.a.O., 4):

3.2.1 Die PatientInnen-TherapeutInnen-Beziehung

Die Anerkennung der/des PatientIn als individuelle Persönlichkeit muss zu jeder Zeit der Physiotherapie zentraler Bestandteil sein und alle Aspekte der physiotherapeutischen Beziehung und Betreuung umfassen (a.a.O.). Vor Beginn der physiotherapeutischen Betreuung wird der/die PatientIn über Vorteile, Risiken und Nebenwirkungen aufgeklärt und ihre/seine Einwilligung darüber eingeholt. Der/Die PatientIn erhält Gelegenheit, Fragen zur Klärung zu stellen. Informationen, die der/die PatientIn der/dem PhysiotherapeutIn gibt, müssen absolut vertraulich behandelt werden. Nach der Behandlung treffen der/die PatientIn und der/die PhysiotherapeutIn gemeinsam Entscheidungen über die weitere Betreuung/Entlassung/Vorgehensweise (a.a.O.).

3.2.2 Der Befund und der Behandlungszyklus

Der/Die TherapeutIn sammelt Informationen hinsichtlich der/des PatientIn und ihres/seines Problems. Die Informationssammlung beinhaltet auch eine körperliche Untersuchung (WCPT 2004b, 2). Nach
dieser Befundaufnahme wird eine Analyse durchgeführt, um eine
physiotherapeutische Diagnose zu formulieren und darauf aufbauend
einen Behandlungsplan zu erstellen (a.a.O., 3). Die physiotherapeutische Diagnose ist unabhängig von der medizinischen – sie bezieht
sich auf das vorliegende *physiotherapeutische* Problem und wird
meist im Hinblick darauf formuliert, welches Problem die Funktion ei-
ner/eines PatientIn beeinträchtigt. Partnerschaftlich mit der/dem PatientIn stellt der/die PhysiotherapeutIn einen Behandlungsplan zusammen, der in jener Weise umgesetzt wird, dass er der/dem PatientIn zu Gute kommt und fördert. Im Laufe der Behandlung wird der
Behandlungsplan fortwährend beurteilt und gegebenenfalls auf die
Bedürfnisse der/des PatientIn abgestimmt (a.a.O., 4).

3.2.3 Kommunikation

Die Kommunikation der/des PhysiotherapeutIn mit PatientInnen, mit
anderen Fachleuten im Gesundheitswesen und auch in anderen relevanten Fachgebieten muss sowohl mündlich als auch schriftlich klar,
eindeutig und für den/die EmpfängerIn gut zu verstehen sein (WCPT
2004c, 2).

3.2.4 Dokumentation

Um die gesetzlichen Vorschriften zu erfüllen, muss der/die PhysiotherapeutIn für jede/jeden PatientIn, der eine physiotherapeutische Betreuung erhält, eine PatientInnenkartei anlegen und führen. Darin
werden alle für die Behandlung wichtigen Informationen festgehalten.

Diese Karteien sind außerdem im Einklang mit den existierenden Ge-
setzen aufzubewahren (WCPT 2004c, 3).

3.2.5 Sicherheit

Sowohl die Umgebung als auch Geräte und anderes Therapiematerial
müssen für den/die TherapeutIn und den/die PatientIn sicher sein. Im
Bedarfsfall muss schnell Hilfe herbei gerufen werden können. Auch
Umweltschutz-, Hygiene- und Infektionskontrollverfahren müssen be-
folgt (WCPT 2004c, 4) und Geräte regelmäßig gewartet werden
(a.a.O., 5).

PhysiotherapeutInnen orientieren sich bei dieser Arbeit an folgendem
Wirkansatz (Physio Austria 2009b): Die Untersuchung und Behandlung umfasst immer Elemente aus den vier Bereichen *Funktion des
Bewegungssystems, Funktion der inneren Organe, Bewegungsent-
wicklung und -kontrolle* und das *Verhalten und Erleben*. Der Schwerpunkt der physiotherapeutischen Behandlung wird immer je nach in-
dividuellem Bedarf des/der PatientIn aus einem der eben genannten
vier Bereiche gesetzt, um die Ziele mit Hilfe verschiedenster Behand-
lungstechniken zu erreichen. Gemeinsame Grundlage aller Behand-
lungstechniken ist immer das Nervensystem und andere körpereigene
Informationsnetze (a.a.O.).

Schewior-Popp (1996) hält einen weiteren Aspekt physiotherapeutischen Handelns fest: die Pädagogik. Sie betont, dass das physiotherapeutische Handlungsfeld „sowohl im stationären wie im teilstationä-
ren und im ambulanten Bereich immer auch ein pädagogisches Handlungsfeld" ist (a.a.O., 44). Dabei bezieht sich die Autorin auf die
Schulungs-, Anleitungs-, Informations- und Beratungsaufgaben der
PhysiotherapeutInnen. Zum täglichen Arbeiten der/des PhysiotherapeutIn zählt Schewoir-Popp (1996) somit auch, lernförderliche Bedingungen zu schaffen: Ein ruhiger und störungsfreier Raum, Pünktlich-
keit und das Wahren der Intimsphäre lassen ein förderliches Behand-

lungsumfeld entstehen, die Kommunikation zwischen PatientIn und TherapeutIn beeinflusst ebenfalls die Lehr- und Lernprozesse (a.a.O., 46ff).

Aufgrund der aktuellen berufspolitischen Brisanz übt auch das so genannte ‚first contact practitioning' (FCP) – physiotherapeutisches Arbeiten ohne ärztliche Zuweisung – einen großen Einfluss auf die praxisleitenden Grundideen der Physiotherapie aus (Leinich 2007, 24). Der/Die PhysiotherapeutIn könnte hierbei zur ersten Anlaufstelle von PatientInnen werden, wenn sich diese den Weg zum Arzt ersparen bzw. diesen vermeiden wollen. Während sich dieses Modell in Australien bereits vor dreißig Jahren durchsetze, ist es in Europa noch nicht weit verbreitet: In einigen europäischen Ländern, wie etwa in Norwegen oder den Niederlanden, wurde dieses Zeichen der Professionalisierung bereits 2006 erfolgreich gesetzt. In anderen Ländern – wie etwa Österreich oder Deutschland – scheint FCP u.a. aufgrund des Vetos der Ärztekammern noch ein langer Weg zu sein. Ein entscheidender Vorteil des FCP ist der positive Einfluss auf die Finanzierungskrise im Gesundheitswesen (a.a.O., 25).

3.3 Physiotherapeutische Leitideen

Der Weltverband der PhysiotherapeutInnen (WCPT 2007) definiert folgende Ziele der Physiotherapie: die Wiederherstellung - Heilung – und auch die Erhaltung der Gesundheit und des Wohlbefindens mittels der Behandlung von Beeinträchtigungen und Dysfunktionen der menschlichen Bewegung.

Das Formulieren von Behandlungszielen ist hilfreich, um einen gut strukturierten, transparenten Behandlungsplan aufstellen zu können und mit Hilfe von Nah- und Fernzielen einer Effektivitätskontrolle zu unterziehen. Das primäre Ziel der Physiotherapie liegt darin, der/dem PatientIn durch Erlangung des größtmöglichen Bewegungspotenzials bzw. der ‚normalen' Funktion die Teilhabe am gesellschaftlichen Leben zu ermöglichen. Als weitere Ziele der physiotherapeutischen Behandlung sollen die Eigenständigkeit und Selbstständigkeit des/der PatientIn gefördert und die Selbstheilungskräfte des Organismus' aktiviert werden. Ist die Selbständigkeit des/der PatientIn nicht zu erreichen, gehört das Anleiten von Angehörigen zu den physiotherapeutischen Aufgaben (WCPT 2007, 19). Als Beispiele lassen sich exemplarisch folgende konkrete Nah- und Fernziele aus den Bereichen Orthopädie und Neurologie nennen:

In der physiotherapeutischen Orthopädie stehen als Nahziele neben dem Schmerz- und Schwellungsabbau die Thromboseprophylaxe, das Vermeiden von Folgekomplikationen, das Erhalten bzw. Vergrößern des Bewegungsausmaßes und die Kräftigung der Muskulatur im Vordergrund. Die Fernziele beziehen sich auf die Aktivitätsebene und konzentrieren sich auf die so genannten ‚Aktivitäten des täglichen Lebens' (oder auch ‚activities of daily life' – ADLs genannt), wie z.b. Gehen, Stiegen steigen, Körperpflege, Hausarbeit etc. Auch sportartspezifisches Training ist zu den Fernzielen der physiotherapeutischen Orthopädie zu zählen. Das Endziel der orthopädischen Physiotherapie lässt sich zusammenfassend als *Heilung* definieren (Dölken 2009, 125).

In der physiotherapeutischen Neurologie konzentriert man sich auf die weitgehende Wiederherstellung verloren gegangener Funktionen. Über die Regulierung der Muskelspannung sollen verschiedenste motorische Bausteine – wie Umdrehen, Aufsetzen, stabiles Sitzen – wieder erlernt und verbessert werden. Auch hier steht die Prävention von Komplikationen und Spätfolgen im Zentrum der Therapie. Als Fernziel lässt sich das Verbessern der ADLs (Aktivitäten des täglichen Lebens) – im Speziellen der Fortbewegung und der Selbständigkeit – definieren (Wulf 2007, 124).

Somit beinhaltet die Rolle der/des PhysiotherapeutIn folgende Punkte (WCPT 2007):

- Es werden Leistungen angeboten, die über die Lebensspanne maximale Bewegungsmöglichkeiten und Funktionsfähigkeit entwickeln/aufrecht erhalten/wieder herstellen lassen (a.a.O., 18).
- Es wird präventive Arbeit geleistet, um Behinderungen, Beeinträchtigungen und Funktionseinschränkungen, die durch soziokulturelle, sozioökonomische und lebensstilabhängige Faktoren entstehen können, zu minimieren (a.a.O., 19).
- Die/Der PatientIn wird in die Zielformulierung der Therapie miteinbezogen und die Zielsetzung der/des PatientIn wird als ausschlaggebend betrachtet (a.a.O.).
- Die zu Verfügung stehende Behandlungsvielfalt wird angewandt, um diese Ziele zu erreichen (a.a.O., 20).

3.4 Die Ausbildung zur/zum PhysiotherapeutIn

Auch die Ausbildung zur/zum PhysiotherapeutIn durchlief speziell in letzter Zeit drastische Änderungen. Nach langem Ringen gelang der Schritt vom Hilfsdienst hin zu einem akademischen Beruf (Havelka 2008a, 8): 1916 wurde am Krankenhaus Lainz in Wien erstmals eine Schule für ‚Assistentinnen für Physikalische Therapie und Heilgymnastik‘ in Österreich staatlich anerkannt. In zunächst halb- und bald ganzjährigen Kursen wurden vornehmlich Krankenschwestern für den Rehabilitationsbereich ausgebildet, die aufgrund der Opfer des ersten Weltkrieges dringend gebraucht wurden. Die erste rein physiotherapeutische Schule wurde am AKH in Wien eingerichtet. Hierbei war die Physiotherapie gesetzlich der Krankenpflege zugeordnet, die Ausbildung dauerte zweieinhalb Jahre. Erst 1992 wurde die Physiotherapie an Akademien in einem dreijährigen Lehrgang unterrichtet und durch ein eigenes mtD-Gesetz rechtlich gestützt (Grosch 1996, 231). Seit dieser gesetzlichen Änderung lautete die offizielle Berufsbezeichnung „Dipl. Physiotherapeut" bzw. „Dipl. Physiotherapeutin" (a.a.O., 233).

1999 einigten sich u.a. EU-Staaten im so genannten Bologna-Beschluss auf eine Harmonisierung des Hochschulwesens (Havelka 2008b, 12). Mit dem Ziel, bis zum Jahr 2010 einen gemeinsamen europäischen Hochschulraum (EHR) zu verwirklichen, wurde ein dreistufiges Studiensystem mit vergleichbaren Abschlüssen geschaffen: Bachelor – Master – Doktorat (a.a.O.). 1998 wurde mit einer Novelle des MTD-Gesetzes die Physiotherapieausbildung offiziell zu einem Fachhochschulstudium gehoben und 2006 startete der erste FH-Studienlehrgang für Physiotherapie (Havelka 2008a, 9). Zeitgleich wurden einige Masterlehrgänge für jene PhysiotherapeutInnen angeboten, die ihre Ausbildung noch mit einem staatlichen Diplom an einer Akademie abgeschlossen hatten. Mittlerweile ist die Umstellung von Akademien auf Fachhochschulen weitgehend vollzogen, Oberösterreich und Kärnten sollen im Studienjahr 2010 folgen – eine letzte Akademie verbleibt noch im Burgenland (a.a.O.). Mit der Akademisierung der Ausbildung zur/zum PhysiotherapeutIn seit 2007 blieb die Berufsbezeichnung „PhysiotherapeutIn" die gleiche – lediglich der Titel änderte sich und die AbsolventInnen schließen nun mit „Bakk. FH" – an Stelle des Diplomes – ab (a.a.O.).

Ziel des FH-Studiums der Physiotherapie ist die Vermittlung des notwendigen Wissens, um Menschen jeder Altersgruppe zu unterstützen, auf den Ebenen Funktion und Aktivität ein möglichst selbstbestimmtes Leben zu führen (o.A. 2009a, 3). Das erste Semester der Ausbildung wird laut Curriculum der Lehre von medizinischen Grundlagen wie Pathologie, Physiologie, Anatomie, physikalischer Medizin und Hygiene und den praxisnahen Fächern wie Grundlagen professionellen Handlings, Massage und Entspannungstechniken gewidmet. Aber auch Stress- und Konfliktmanagement und Kommunikationstraining stehen auf dem Stundenplan (a.a.O.). Im zweiten Semester eignen sich die Studierenden neben Kenntnissen in lymphologischer (das

Lymphsystem betreffend) und respiratorischer (das Atmungssystem betreffend) Physiotherapie auch Wissen über Biomechanik, Bewegungslehre, Methodik und Haltungs- und Bewegungsschulung an. Sie erhalten erste Einblicke in physiotherapeutische Untersuchungs- und Behandlungsverfahren und deren Umsetzung in verschiedenen klinischen Bereichen. Den Fächern Psychologie, Soziologie und Pädagogik wird hier in Form von Seminaren je eine Semesterwochenstunde gewidmet (a.a.O.). Das dritte Semester beschäftigt sich hauptsächlich mit weiteren physiotherapeutischen Untersuchungs- und Behandlungsverfahren, die auch im vierten Semester im Zentrum stehen (a.a.O.). In Hinblick auf das Verfassen einer Bachelorarbeit wird ab nun auch eine Einführung in das wissenschaftliche Arbeiten unterrichtet. Verpflichtende Berufspraktika, in denen die Studierenden praktische Erfahrungen in der Anwendung der theoretischen Kenntnisse sammeln sollen, sind ab dem vierten Semester Teil des Studiums. Im fünften Semester schließt die Ausbildung in physiotherapeutischen Untersuchungs- und Behandlungsverfahren ab (a.a.O.). Das sechste Semester steht dann ganz im Zeichen der Bachelorarbeit. Grundlagenwissen auf Gebieten wie etwa Berufsethik, Recht, Grundzüge der Betriebswissenschaften und einer Berufsfeldreflexion runden das Studium ab (a.a.O.).

Am Ende der Ausbildung sollen die StudentInnen die Fähigkeit besitzen, das erworbene Fach- und Methodenwissen zu einer umfassenden beruflichen Handlungskompetenz zu verknüpfen. Das im Studium erworbene theoretische Wissen ist eng mit seiner praktischen Anwendung verknüpft. Der starke Praxisbezug soll einen nahtlosen Einstieg in die Arbeitswelt garantieren (a.a.O.).

Wirft man einen genaueren Blick auf das Fach Pädagogik – oder wie es im mtD-Gesetz heisst ‚Pädagogik und Gesprächsführung' –, so definieren die Vortragenden (sowohl Physiotherapeutinnen als auch Pädagoginnen) folgende Inhalte und Ziele des Seminares (o.A. 2009b, 1): Es werden pädagogische Implikationen und Aspekte physiothera-
58

peutischen Handelns vorgestellt. Die Studierenden lernen, physiotherapeutisches Handeln vor dem Hintergrund ausgewählter pädagogischer Theorien zu reflektieren und zu problematisieren. Weiters sollen
die Studierenden ihre Ausbildung zur/zum PhysiotherapeutIn mit den
aktuellen gesellschaftlichen Anforderungen an (Aus-
)Bildungsinstitutionen in Beziehung setzen und Methoden der Wis-
sensvermittlung und des Wissenserwerbs kennenlernen und anwenden können (a.a.O.).

Ein Blick auf die Literaturempfehlung der Vortragenden macht deutlich, dass heilpädagogische Inhalte nicht behandelt werden. Ausschließlich Veröffentlichungen zur beruflichen Bildung, Erwachsenen-
pädagogik/-bildung und zur Pädagogik in Pflegeberufen lassen sich
auf der Liste finden (a.a.O.).

Im dritten Semester der Ausbildung zur/zum PhysiotherapeutIn findet
man bei den physiotherapeutischen Untersuchungs- und Behandlungsverfahren drei zusammengehörige Seminare zum Thema Behindertensport. In den drei Bereichen ‚Mental- und Sinnesbehinderung',
‚Amputationen' und ‚Querschnitt' wird auf sportartspezifische Probleme, Funktionsdefizite und Kompensationsmöglichkeiten von sportbe-
geisterten Menschen mit Behinderung eingegangen – grundlegendes
heilpädagogisches Wissen wird den Studierenden auch hier nicht
vermittelt (o.A. 2009c, 1).

Zusammenfassend lässt sich feststellen, dass die Physiotherapie „die
professionelle und personenzentrierte Auseinandersetzung mit dem
Bewegungssystem des Menschen" (Physio Austria 2004, 14) ist. Mit
Hilfe des sogenannten physiotherapeutischen Prozesses soll in erster
Linie das Problem der/des PatientIn geheilt werden. Sollte vollständi-
ge Heilung jedoch nicht möglich sein, konzentriert sich die Physiotherapie auf die Vermeidung von Folgeschäden, das Erlernen von Kompensationsmöglichkeiten und auch die Verbesserung der Lebensquali-

tät (mittels der ADLs). In der Ausbildung zur/zum PhysiotherapeutIn werden die Studierenden auf diese Aufgaben vorbereitet.

4 Physiotherapie in der Pädiatrie

Literatur und wissenschaftliche Unterlagen zur pädiatrischen Physiotherapie zu finden, stellt eine noch größere Herausforderung dar, als
erfolgreich nach wissenschaftlichen Publikationen zur allgemeinen
Physiotherapie zu recherchieren. Die wenigen Werke, die zu diesem
Fachgebiet publiziert wurden, beschränken sich in ihren Darstellungen
meist auf die kindliche Entwicklung, auf gängige Krankheitsbilder, die
in der pädiatrischen Physiotherapie behandelt werden und auf die
Vorstellung einiger konkreter Therapieansätze. Hartmannsgruber
(1999, XII) erkennt eine „Wissenslücke, die im Bereich der pädiatrischen Physiotherapie besteht." Das folgende Kapitel versucht, trotz
dieser erschwerenden Bedingungen eine wissenschaftlich fundierte
Definition des Selbstverständnisses, der praxisleitenden Grundsätze
und der Leitideen der pädiatrischen Physiotherapie darzustellen.

4.1 Das Selbstverständnis der Physiotherapie in der Pädiatrie

Die pädiatrische Physiotherapie ist Teilgebiet der allgemeinen Physiotherapie und wird dementsprechend auch den medizinisch-
technischen Diensten zugeordnet. Ihre erste Beachtung erhielt sie
durch den Ausbruch der Kinderlähmung nach dem ersten Weltkrieg
(Grosch 1996, 237). Der weitere geschichtliche Fortgang der pädiatrischen Physiotherapie jedoch ist nicht klar ersichtlich. Lediglich über
die Entwicklung einiger spezieller Therapiekonzepte lässt sich in der
Fachliteratur Information finden. So wurde beispielsweise eines der
bekanntesten Konzepte – das Bobath-Konzept, das bei neurologischen Erkrankungen zum Einsatz kommt – in den 1940er Jahren entwickelt und bis zum heutigen Zeitpunkt ausgeweitet. In Kapitel 4.2
wird ein kurzer Einblick in dieses Therapiekonzept gegeben.

Die Bezugswissenschaften der pädiatrischen Physiotherapie lassen sich aus jenen der allgemeinen Physiotherapie und jenen der Kinderheilkunde ableiten: Zur Anatomie, Physiologie, Pathologie, Biomechanik, Psychologie, Pädagogik und Sozialwissenschaften muss man auch die medizinische Pädiatrie, die Neurologie – im Besonderen die Entwicklungsneurologie zählen (Hartmannsgruber 1999, 74).

Die Vielseitigkeit, ja fast schon Unüberschaubarkeit des Fachbereichs der pädiatrischen Physiotherapie, wird allein durch diese Auflistung deutlich. Dies scheint auch ein Grund für das uneinheitliche bzw. unklar definierte Selbstverständnis der pädiatrischen Physiotherapie zu sein. Auch in diesem Bereich der Physiotherapie ist eine baldige wissenschaftliche Etablierung und Festigung entscheidend, um einen festen Platz im weiten Feld aller Therapien behaupten zu können. Dieser Weg scheint jedoch noch weiter zu sein, als der der allgemeinen Physiotherapie.

4.2 Das Praxisverständnis der Physiotherapie in der Pädiatrie

Bei der pädiatrischen Physiotherapie stehen – wie auch bei den anderen Bereichen der Physiotherapie – der Mensch und seine Bewegung im Mittelpunkt. Durch die starke Verbindung der pädiatrischen Physiotherapie zur medizinischen Kinderheilkunde rückt der Blick auf den gesamten Menschen jedoch verstärkt ins Zentrum. Wenzel (1999, X) merkt hierzu an: „Unter den konservativen medizinischen Fächern ist die Kinderheilkunde das einzige Fachgebiet, welches noch den ganzen Menschen als Einheit versteht." Die Individualität der jungen PatientInnen muss von den PhysiotherapeutInnen erkannt und respektiert werden. Aber nicht nur die PatientInnen selbst, auch das familiäre und soziale Umfeld muss stärker miteinbezogen werden als in der physiotherapeutischen Betreuung erwachsener PatientInnen (Hartmannsgruber 1999, 74).

PhysiotherapeutInnen, die in der Pädiatrie tätig sind, begegnen in ihrer täglichen Praxis Säuglingen, Kindern und Jugendlichen mit den verschiedensten Krankheiten, Verletzungen, Behinderungen oder Dysfunktionen (a.a.O.). Es kann sich hierbei sowohl um kurzzeitige, vorübergehende Störungen sowie um langfristige, dauerhafte und unheilbare Probleme handeln. Die Beeinträchtigungen können leicht, schwerwiegend oder auch lebensbedrohlich sein, sie können sich im Laufe der Zeit stetig verbessern, verschlechtern oder gleich bleiben. Weiters können sie sowohl angeboren als auch erworben sein (Mohay 1999b, 2). Außerdem zeigt sich in der Kinderphysiotherapiepraxis in den letzten Jahren eine eindeutige Trendwende: Kinderphysiotherapie beschäftigt sich nicht nur mehr mit medizinisch definierten körperlichen Behinderungen oder Krankheiten – auch Kinder mit Entwicklungsstörungen, Verhaltensauffälligkeiten, Haltungsschwächen und/oder Wahrnehmungsstörungen sind Teil des physiotherapeutischen Alltags (o.A. 2005, 5). Ungeachtet der Dauer der Störung, Krankheit oder Behinderung zeigen sich – wie schon zu Beginn dieses Kapitels beschrieben – immer auch Auswirkungen auf die ‚normale' Entwicklung des Kindes. Aber auch die familiäre Situation und die weitere Umwelt des Kindes haben einen großen Einfluss auf die Therapie und ihren Erfolg (Burns und Higgins 1999, 68).

Eine weitere Herausforderung in der Zukunft scheint die Prävention zu sein: Laut Meinung der KinderphysiotherapeutInnen schenkt man bei den postnatalen Mutter-Kind-Pass-Untersuchungen der Prävention zu wenig Beachtung: „Der Mutter-Kind-Pass ist nur darauf ausgelegt, ob ein Kind einen Entwicklungsschritt erreicht hat oder nicht .... Die Qualität der Bewegung etc. wird dabei nicht beachtet", bedauert Kinderphysiotherapeutin Hutterer-Köppl (zit. nach o.A. 2005, 5). Doch wie auch in der Physiotherapie mit Erwachsenen fehlen zu einem großen Teil das Bewusstsein und vor allem die finanziellen Mittel für präventive Maßnahmen (Havelka 2007, 8).

Hier zeigt sich erneut, dass es kaum einen anderen Bereich der Physiotherapie gibt, der so komplex und weit reichend ist, wie jener der Kinderphysiotherapie. Allein durch das Miteinbeziehen von Eltern, Großeltern oder Geschwistern und von Kindergarten/Schule greift sie weit in andere Lebensbereiche ein, als nur durch die unmittelbare Behandlung. Claudia Küng, Leiterin der Fachgruppe Kinderphysiotherapie von Physio Austria, sagt: „Kinderphysiotherapeutin zu sein ist eine Herausforderung. Nicht jeder ist dafür geeignet" (Küng, zit. nach Havelka 2007, 6). Nicht nur Fachkenntnisse sind erforderlich – auch ein fundiertes Wissen über die Entwicklung nicht behinderter und gesunder Kinder und sowohl Einsetzungsvermögen als auch ein Gespür für Familien- und Gruppendynamik sind wichtig (Mohay 1999a, 1). Die pädiatrische Physiotherapie zeichnet sich in ihrer Praxis im Gegensatz zur Physiotherapie mit Erwachsenen somit speziell dadurch aus, dass die Beeinflussung durch das familiäre und soziale Umfeld der Kinder in der Therapie berücksichtigt wird.

Der in Kapitel 3.2 beschriebene *physiotherapeutische Prozess* behält auch für die pädiatrische Physiotherapie seine Gültigkeit. Allerdings wird der Prozess erweitert: Eine kindspezifische Untersuchung, die auch den Entwicklungszustand, die Kommunikationsfähigkeiten, intellektuelle Fähigkeiten, soziokulturelle Aspekte und umweltspezifische Faktoren miteinbezieht, steht am Anfang jeder Behandlung. Teil dieser Analyse ist auch die Beobachtung der familiären Situation (Burns und Higgins 1999, 70f).

Bei der physiotherapeutischen Behandlung von Erwachsenen geht es im Wesentlichen darum, bereits vorhanden gewesene Fähigkeiten nach Unfällen, Krankheiten, Verletzungen etc. wiederzuerlangen. Bei der Physiotherapie mit Kindern müssen jedoch viele Fähigkeiten oft überhaupt erst erlernt werden – und das unter besonderen Voraussetzungen. Dieser Umstand bedarf sowohl eines anderen Zugangs als auch grundlegend anderer Behandlungsstrategien (Havelka 2007, 7). Wolf (2005) erläutert hierzu die Wichtigkeit des *Spielens* in der The-
64

rapie. Sie definiert Spielen sowohl als *die* Betätigungsform der Kindheit" (a.a.O., Herv. i. O.) sowie als „das wichtigste Mittel ...", das wir zur Verfügung haben, um Kinder in der Therapie zu erreichen" (a.a.O.). Auch der Blick in die Praxis einer/eines KinderphysiotherapeutIn macht die Bedeutung des Spieles in der physiotherapeutischen Behandlung von Kindern deutlich: Die Wände sind farbenfroh bemalt, Spielsachen und Musikinstrumente stapeln sich in den Regalen (o.A. 2005, 4).

Doch nicht nur die kleinen PatientInnen selbst müssen von den PhysiotherapeutInnen mittels Spielens angeregt, motiviert und angesprochen werden: Auch die Kommunikation und Zusammenarbeit mit den Eltern bzw. Betreuungspersonen spielen eine entscheidende Rolle. Stimmt die Kommunikation zwischen Eltern und behandelnder/behandelndem TherapeutIn nicht, reagieren auch die Kinder darauf, die Therapiesituation wird erschwert und gesteckte Ziele nur schwer erreicht (a.a.O.).

Eines der bekanntesten Konzepte, mit denen in der pädiatrischen Physiotherapie gearbeitet wird, ist das bereits erwähnte Bobath-Konzept, das von Karel und Berta Bobath seit den 1940er Jahren in London entwickelt wurde. Der Neurologe und Psychiater und die Physiotherapeutin beschäftigten sich intensiv mit der physiotherapeutischen Behandlung von Kindern und Erwachsenen mit neurologischen Defiziten (Hartmannsgruber 1999, 77f). In den 1950er und 60er Jahren wurde das Konzept auch auf die Ergotherapie und die Logopädie ausgeweitet. Grundlegend für die Behandlung nach dem Bobath-Konzept ist das Anerkennen des Zusammenhangs von sensomotorischen, kognitiven, psychosozialen und auch sozio-emotionalen Anteilen – und auch ihre Integration in die physiotherapeutische Behandlung (a.a.O., 78). Karel und Berta Bobath gingen von der Annahme aus, dass Kinder in der Auseinandersetzung mit ihrer Umwelt lernen, ihren Platz zu behaupten und zu sichern (a.a.O., 82). Hartmannsgruber (1999) schreibt hierzu:

„Durch Erkennen von Fähigkeiten und Schwierigkeiten in der Auseinandersetzung mit seinem Umfeld lernt das Kind sich selbst kennen. Erfolge stärken das Selbstvertrauen im eigenen Handeln. Das Selbstvertrauen wiederum hat großen Einfluß auf die Selbständigkeit, d.h. auf die Autonomieentwicklung des Kindes" (a.a.O., 82).

4.3 Leitideen der pädiatrischen Physiotherapie

Hartmannsgruber (1999) bringt die wesentliche Leitidee der pädiatrischen Physiotherapie auf den Punkt:

> „Einer der gravierendsten Unterschiede der Physiotherapie in der Pädiatrie zur Physiotherapie in anderen Bereichen ist der Einfluß der Erkrankung auf den Entwicklungszustand des Kindes. Erwachsene können in der Regel Fähigkeiten, die sie durch die Krankheit vorübergehend verlieren, während der Genesung wieder aufnehmen. Anders ist es beim Kind. Je nach der Erkrankung verzögert oder verlangsamt sich seine Entwicklung. Das Fördern der normalen Entwicklung ist also ein ständiges Ziel der Therapie – unabhängig von der eigentlichen Erkrankung" (a.a.O., 73).

Mit anderen Worten kann gesagt werden: Während es bei der physiotherapeutischen Behandlung von Erwachsenen in fast allen Fällen um *Heilung durch Therapie* geht, versucht die Physiotherapie in der Pädiatrie, das Kind *mittels Förderung zu größerer Selbstständigkeit* zu bringen – Heilung steht nicht, oder zumindest nicht ausschließlich, im Zentrum der Therapie.

Ziele der allgemeinen Physiotherapie lauten meist das (Wieder-)Erlernen von „Haltung, Bewegung und körperliche Entwicklung" (Burns 1999, 348). In der pädiatrischen Physiotherapie jedoch stehen *funktionelle Ziele* im Vordergrund. Burns (1999) nennt hierzu „Kommunikation ... und Interaktion mit Menschen und Umwelt", „Selbsthilfeaktivitäten" und „Erforschen aus Spaß und, um über sich selbst und die Umwelt etwas zu lernen" (a.a.O., 349).

Söllner (2007) beschäftigt sich eingehender mit physiotherapeutischen Zielen in der Pädiatrie. Neben den ‚klassischen' Zielen wie Kopf-Rumpf-Kontrolle oder Haltungsverbesserung hebt sie besonders Ziele *der personalen und sozialen Integration* hervor: „emotionale Sicherheit durch Geborgenheit" (a.a.O., 269), „Erreichen größtmöglicher Selbstständigkeit und Unabhängigkeit" (a.a.O., 282), „Förderung der Eigenaktivität" (a.a.O., 289), „steigendes Vertrauen in die eigenen Fähigkeiten" (a.a.O.), „Entwicklung eigener Strategien" (a.a.O.) sowie „Nähe und Sicherheit" (a.a.O., 264), „Wachheit, Neugier, Dabei-Sein" (a.a.O.) und das „Finden der eigenen Rolle in der Gruppe" (a.a.O., 289) stehen bei Söllner an oberster Stelle in der physiotherapeutischen Behandlung.

Hartmannsgruber (1999) schlägt für das Erreichen dieser Zielsetzungen die Zusammenarbeit mit anderen Berufsgruppen vor. So sieht sich die pädiatrische Physiotherapie als Teil einer ‚Gesamtbehandlung' und versucht, in einem *interdisziplinären* Team das bestmögliche Ergebnis für das Kind zu erreichen. Konkurrenzdruck, der Kampf um PatientInnen/KlientInnen und eine strikte Abgrenzung zwischen den einzelnen therapeutischen Arbeitsfeldern – wie etwa Physiotherapie und Ergotherapie – rücken weit in den Hintergrund, um die Kinder optimal zu fördern und auch den Eltern die Planung und Organisation zu erleichtern (a.a.O., 75). Auch in der Praxis spiegelt sich dieser interdisziplinäre Ansatz wider: in vielen pädiatrisch-therapeutischen Institutionen arbeiten verschiedene Berufsgruppen – wie beispielsweise PhysiotherapeutInnen, ErgotherapeutInnen, LogopädaInnen, PsychologInnen, MusiktherapeutInnen und SozialarbeiterInnen – eng miteinander zusammen (VKKJ 2011, 2).

4.4 Krankheitsbilder in der pädiatrischen Physiotherapie

Im vorangehenden Kapitel wurden praxisleitenden Ideen und Ziele der Physiotherapie in der Pädiatrie vorgestellt. Doch mit welchen Problemen, Erkrankungen oder Behinderungen beschäftigen sich PhysiotherapeutInnen konkret?

4.4.1 Infantile Cerebralparese (ICP)

Bei der ICP handelt es sich um eine nicht-fortschreitende, bleibende Haltungs- und Bewegungsstörung, die aufgrund eines angeborenen Defekts oder einer prä-, peri- oder postnatalen Schädigung des Gehirns auftritt (Wenzel und Heininger 1999, 181). Pränatale Ursachen sind jene Ursachen, die noch im Mutterleib auftreten. Vor allem intrauterine Infektionen und Hirnfehlbildungen können eine ICP zur Folge haben (a.a.O.). Die perinatalen Ursachen sind durch verbesserte Geburtsüberwachung in letzter Zeit stark zurückgegangen, Hirnblutungen können dennoch nicht vermieden werden und eine ICP verursachen. Zu den postnatalen Ursachen zählt man Infektionen, Traumen und unzureichendes neonatales Management. Frühgeborene Kinder sind besonders gefährdet, eine ICP zu bekommen (a.a.O., 182).

Bei der ICP stehen motorische Störungen im Vordergrund, begleitend können Probleme der Kognition, der sprachlichen Fähigkeiten sowie Anfalls'leiden` auftreten (a.a.O., 183). All diese ‚Probleme` können in ihrer Ausprägung stark variieren. Da die Schädigung des Gehirns zu einem Zeitpunkt auftritt, in dem es sich noch in seiner Entwicklung befindet, ist die ICP zwar nicht progredient – ihr volles Erscheinungsbild zeigt sich jedoch erst im Laufe der Entwicklung des Kindes (a.a.O.).

Eine Klassifizierung der ICP ist äußerst schwierig, da die Ursachen oft nicht bekannt sind (a.a.O.). In der Literatur einigte man sich deshalb, nicht nach der Ätiologie sondern nach dem klinischen Erscheinungsbild zu klassifizieren. Man unterscheidet zwischen spastischen, dyskinetischen und ataktischen Formen: Etwa 80% aller ICPs sind spastische Paresen – das bedeutet, die Eigenspannung der Skelettmuskulatur ist erhöht und der/die Betroffene hat nicht die Möglichkeit, seine Kraft willentlich und zielgerichtet zu entfalten. Je nach Lokalisation unterscheidet man weiter in Tetraparesen (Arme und Beine betreffend), Diparesen (eine beinbetonte Tetraparese) und Hemiparesen (eine Körperseite betreffend)(a.a.O.).

Bei den dyskinetischen Formen treten unwillkürliche, verzerrende Bewegungen auf, die die zielgerichteten Bewegungsabläufe stören. Dyskinesien betreffen immer den gesamten Körper und zeigen keine unterschiedliche Lokalisation wie die spastischen Formen der ICP (a.a.O., 184).

Ataxien[4] treten nur selten auf (a.a.O.). Oft werden sie anfangs mit neuromuskulären Erkrankungen verwechselt, da sich Babys mit einer ataktischen ICP wenig bewegen. Erst im Laufe der Aufrichtung zeigt sich die Ataxie deutlicher (a.a.O.).

Neben medikamentöser Therapie zur Behandlung von Krampfanfällen und orthopädischer Therapie zur Vermeidung von Folgeschäden versucht, die Physiotherapie bei der Behandlung einer ICP, die funktionelle Entwicklung des Kindes zu verbessern und Sekundärschäden zu vermeiden (a.a.O., 184).

---

[4] Ataxien sind Störungen der Bewegungs- und Haltungskoordination, die sich meist in überschüssigen und unkontrollierten Bewegungen äußern und ihre Ursache in einer Störung des Zentralnervensystems haben (Pschyrembel 1999).

4.4.2 Neuromuskuläre Erkrankungen

Als neuromuskuläre Erkrankungen bezeichnet man primäre und sekundäre Muskelschwächen (Wenzel 1999, 306). Die Ursachen für diese Muskelschwächen können entweder auf der Höhe des Rückenmarks (spinale Atrophien) oder im versorgenden Nerv (neurale Atrophien) liegen (a.a.O.). Primäre Muskelschwächen sind auf einen genetischen Defekt zurückführen, sekundären Muskelschwächen liegt ein anderes Problem – wie etwa die mangelhafte nervale Versorgung des Muskels – zu Grunde (a.a.O.).

Bei allen neuromuskulären Erkrankungen kommt es zu einer Abnahme der Eigenspannung der Muskulatur, zu Lähmungen der Extremitäten, zu Muskelatrophien (Muskelschwund) und auch Muskeldystrophien (Veränderungen der Muskelfaser). Weiterführend kann sich die Muskulatur verhärten und dauerhaft verkürzen. Manchmal treten auch Koordinations- und Sensibilitätsstörungen auf. Alle neuromuskulären Erkrankungen sind prozesshafte, chronisch fortschreitende Erkrankungen – ihre Dauer und ihr Verlauf sind jedoch variabel (a.a.O.).

Aufgrund der untherapierbaren Ursachen von neuromuskulären Erkrankungen versucht die Physiotherapie – beispielsweise mit effektiver Behandlung der Symptome oder aber auch Förderung der Sozialkompetenzen –, den Alltag der/des PatientIn zu erleichtern, die Folgen der Erkrankung so gering wie möglich zu halten, die Selbständigkeit zu fördern und positiv auf das Herz-Kreislauf- und das Atmungssystem einzuwirken (a.a.O., 317).

4.4.3 Neuralrohrdefekte

Unter Neuralrohrdefekten fasst man angeborene Fehlbildungen von Rückenmark und Gehirn zusammen, die auf eine Entwicklungsstörung des Nervengewebes in der frühen, embryonalen Entwicklung zurückgehen (Strehl 1999, 337). Eine einheitliche Ursache für diese Fehlbildungen ist nicht bekannt, wahrscheinlich wirken mehrere Faktoren wie z.b. Fieber in der Frühschwangerschaft, genetische Faktoren und auch die Folsäure-Versorgung zu Beginn der Schwangerschaft zusammen (a.a.O.).

Neuralrohrdefekte können in ihrer Ausprägung sehr unterschiedlich sein, die schwerwiegendste Form ist die *Anenzephalie*: Wesentliche Teile des Gehirns und des Schädeldaches fehlen – die Kinder sind nicht lebensfähig (a.a.O.).

Bei der *Enzephalozele* handelt es sich um eine Fehlbildung des knöchernen Schädels, der Hirnhäute und meist auch des Gehirns, wobei die Hirnhäute und eventuell auch Hirnanteile durch einen Mittelliniendefekt sackartig ausgestülpt sind. Je nach Lokalisation der Fehlbildung variieren die Symptome in ihrer Ausprägung. Bei der schwerwiegendsten Form kann es zu Sehstörungen, geistiger Behinderung oder Bewegungsstörungen kommen (a.a.O.).

Reiht man nach Häufigkeit und Problematik, ist die wichtigste Gruppe der Neuralrohrdefekte die *Spina Bifida* (a.a.O.). Wörtlich übersetzt bedeutet das ,gespaltene Wirbelsäule'. Auch hier variiert der Schweregrad der Symptome nach Lokalisation des Defektes. Bei der *Spina Bifida occulta* ist kein offensichtlicher Hautdefekt erkennbar, meist betrifft die Spaltbildung nur einen isolierten Wirbelkörper auf Höhe der Lendenwirbelsäule oder des Kreuzbeins (a.a.O., 338). Sowohl die *Meningozele* als auch die *Myomeningozele* zählen zu den offensichtlichen Formen der Spina Bifida. Bei der Meningozele handelt es sich um eine Ausstülpung der Hirnhäute, die mit Liquor gefüllt ist. Die Myomeningozele betrifft sowohl äußere Haut, Wirbelkörper, Hirnhäute als auch das Rückenmark und Nervenwurzeln und kann auf jeder Höhe der Wirbelsäule auftreten (a.a.O., 340). Es handelt sich hierbei um eine der schwerwiegendsten angeborenen Fehlbildungen. Das klinische Bild der Myomeningozele ist sehr komplex und variiert stark, da es von vielen Faktoren beeinflusst wird. Die auftretenden Probleme werden in die Bereiche neurologisch (meist im Sinne einer Querschnittslähmung), orthopädisch (Lähmungen der Beine, eventuell auch der Rumpfmuskulatur; Sensibilitätsstörungen; Verformung der Wirbelsäule und Gelenksfehlstellungen), nephrologisch-urologisch (Störung der Blasen- und Enddarmfunktion) und Wachstum und Pubertätsentwicklung (Kleinwuchs, vorzeitiger Pubertätsbeginn) eingeteilt (a.a.O.).

Aus der Beschreibung des klinischen Krankheitsbildes geht hervor, dass es sich hierbei um ein sehr komplexes Krankheitsbild handelt, dessen Therapie die oben genannten Bereiche umfassen muss (a.a.O., 345). Neben operativen Maßnahmen – wie etwa dem Verschluss der Myomeningozele, hormoneller Behandlung zur Verzögerung der Pubertätsentwicklung und Kontinenztraining – kommt der Physiotherapie eine große Bedeutung zu: die Vermeidung von Folgeschäden, die Entwicklungsbehandlung, gezielte Bewegungsförderung bis hin zur Hinführung zu sportlicher Aktivität und die Förderung der Selbstständigkeit bilden die zentralen Pfeiler der Therapie (a.a.O., 353).

Aufgrund des komplexen klinischen Bildes sind bei den Neuralrohrdefekten die interdisziplinäre Behandlung und die koordinierte Zusammenarbeit der verschiedensten Berufsgruppen an erste Stelle zu setzen (a.a.O.).

4.4.4 Geistige Behinderung

Kinder mit geistiger Behinderung sind die weitaus größte Gruppe der Kinder mit Behinderungen. Die Ursachen für eine geistige Behinderung sind vielfältig – Chromosomenabweichungen, angeborene Stoffwechselstörungen, diverse Probleme in der Schwangerschaft und während der Geburt (Alkoholabusus, Infektionskrankheiten, Sauerstoffmangel etc.) können einer geistigen Behinderung zu Grunde liegen (Jung-Kappeler 1999, 381). Man sieht, es ist eine sehr inhomogene Gruppe, deren physiotherapeutische Behandlung sich auf motorische, orthopädische und neurologische Probleme sowie Schwierigkeiten bei der Wahrnehmungsverarbeitung und beim Lernen richtet (a.a.O.). Alle physiotherapeutischen Therapien setzen die Begleitung der immer mit auftretenden Entwicklungsverzögerung ins Zentrum. Weiters versuchen die PhysiotherapeutInnen, die Therapie in lebenspraktische Bereiche zu integrieren, um die Lebensqualität der Kinder zu erhöhen (a.a.O., 382).

4.4.5 Schwermehrfach-Behinderung

Jung-Kappeler (1999) hält sich in ihrem Artikel im Standardwerk zur Physiotherapie in der Pädiatrie an eine Definition von Schwerstmehrfach-Behinderung von Fröhlich aus dem Jahre 1984: „Schwerstmehrfach behindert ist ein Kind, das auf der sensomotorischen und kognitiven Ebene nicht weiter kommt als ein Kind von 6 Monaten" (Fröhlich 1984, zit. nach Jung-Kappeler 1999, 384). Sie betont, dass die Anzahl der Kinder mit Schwermehrfach-Behinderung in der heutigen Zeit zunimmt – verantwortlich macht sie dafür unter anderem die moderne Medizin (a.a.O.). Für die Physiotherapie ergeben sich zahlreiche Aufgabenstellungen bei der Therapie von Kindern mit Schwermehrfach-Behinderung: beispielsweise optimale Lagerung zur Vermeidung von Folgeschäden, die Teilnahme des Kindes am Alltag seiner Familie, Mund- und Esstherapie, Therapie von orthopädischen Problemen wie Gelenksfehlstellungen und Wirbelsäulenverkrümmungen, Therapie von Herz-Kreislaufproblemen und Atemschwierigkeiten sowie Wahrnehmungs- und Sinnenschulung (a.a.O.).

4.4.6 Wahrnehmungsstörungen

Wahrnehmungsstörungen schienen früher ein klarer Arbeitsauftrag an ErgotherapeutInnen zu sein. Doch mittlerweile zeigt die Praxis, dass auch PhysiotherapeutInnen immer öfter in Berührung mit Kindern kommen, die ein Problem mit der Wahrnehmungsverarbeitung haben (Ayres 2002, XIII). Diese Probleme können alle Sinnessysteme betreffen: das auditive System (Hören), das visuelle System (Sehen), das taktile System (Fühlen), das kinästhetische System (Bewegungs-/Stellungssinn), das vestibuläre System (Gleichgewichtssinn), das olfaktorische System (Riechen) und das gustatorische System (Schmecken) (a.a.O.). In der physiotherapeutischen Praxis sind besonders Kinder mit Störungen des taktilen, kinästhetischen und vestibulären Systems und auch mit Problemkombinationen der verschiedenen Systeme anzutreffen (a.a.O.).

Da in der pädiatrischen Therapie keine klaren Grenzen zwischen den verschiedenen Professionen herrschen und die Arbeitsbereiche der TherapeutInnen zu Gunsten der optimalen Versorgung der Kinder ineinander übergreifen, versuchen auch PhysiotherapeutInnen, die Wahrnehmungsverarbeitung ihrer PatientInnen zu verbessern (Hartmannsgruber 1999, 75). Mittels sensorischer Integration – einem Therapiekonzept, das maßgeblich von der amerikanischen Ergotherapeutin und Psychologin A. Jean Ayres entwickelt wurde – arbeiten die PhysiotherapeutInnen mit gezielter Reizsetzung an der Zusammenarbeit der oben erwähnten Sinnessysteme (Ayres 2002, 8).

4.5 Pädiatrische Physiotherapie in (sonder)pädagogischen Institutionen

Die physiotherapeutische Arbeit direkt in der Schule oder im Kindergarten ermöglicht eine spielerische Integration der Physiotherapie in den Alltag, die nicht nur für Eltern eine große Erleichterung bedeutet. Auch die Kinder können sich in einem vertrauten Rahmen besser für die Therapie öffnen. Außerdem haben die PhysiotherapeutInnen die Möglichkeit, ihren Zeitplan im Gegensatz zur Arbeit in der freien Praxis flexibler zu gestalten. Eine regelmäßig stattfindende Therapie ist so gewährleistet (Croker und Kentish 2005, 97).

In Wien wird sowohl in ausgewählten städtischen Kindergärten als auch in Schulen Physiotherapie angeboten. Wie bereits in der Einleitung erwähnt, übernimmt die MA 10 – Fachbereich mobiler Entwicklungsförderung die physiotherapeutische Betreuung von Kindern in Wiens Integrationskindergärten. Weiterführend bietet die MA 15 – Referat für orthopädische Angelegenheiten in drei „Sonderschulen für körperbehinderte Kinder" (Bildungsagentur – Verein zur Förderung alternativer Bildungsprogramme 2009, 1) in Wien Physiotherapie an. Schewior-Popp (1996) betont, dass PhysiotherapeutInnen, die im sonderpädagogischen Feld arbeiten, immer auch pädagogische MitarbeiterInnen sind. Die Problematik fasst sie wie folgt zusammen:

„Insofern bedarf es neben der *interdisziplinären Zusammenarbeit* mit Ergotherapeuten, Logopäden, Krankenpflegepersonen, Medizinern und Psychologen auch der verstärkten Kooperation mit den sonderpädagogischen Lehrkräften und zudem ggf. auch der Übernahme schulablaufspezifischer Aufgaben. Notwendig ist daher die ausgewiesene Fachkompetenz insbesondere in den Gebieten Neurophysiologie, Psychomotorik, (Sonder-)Pädagogik und Psychologie ..." (a.a.O., 62, Herv. i. O.).

4.5.1 Pädiatrische Physiotherapie im Kindergarten

Schon durch den Eintritt in den Kindergarten erreichen die meisten Kinder größere Selbstständigkeit (Croker und Kentish 2005, 98). Dennoch kann dieser Übergang sowohl für die Kinder als auch für die Eltern schwer sein (a.a.O., 99). Feingefühl und Einfühlungsvermögen der PhysiotherapeutInnen sind hier besonders gefragt. Um diesen Übergang möglichst reibungslos zu gestalten, werden die Physiotherapeutinnen der MA 10 – Fachbereich mobile Entwicklungsförderung von einem großen multidisziplinären Team unterstützt.

Die tägliche Praxis der Physiotherapeutinnen der MA 10 setzt sich in den Wiener Kindergärten aus verschiedenen Komponenten zusammen. Neben der physiotherapeutischer Behandlung unter bereits erläuterten Leitideen und Zielsetzungen werden auch die PädagogInnen in ihrer Arbeit mit den Kindern unterstützt, beispielsweise beim korrekten ‚Handling' oder bei der Lagerung der Kinder. Weiters ‚begutachten' die Physiotherapeutinnen auch Kinder, die in ihrer Entwicklung oder in ihrem Verhalten Auffälligkeiten zeigen und stellen weitere Befundungs- und Behandlungspläne auf. Das Gespräch mit den Eltern und auch deren Unterstützung – etwa bei Spitals- und Arztbesuchen – gehören auch zu den Aufgaben der Physiotherapeutinnen der MA 10.

4.5.2 Pädiatrische Physiotherapie in der Schule

In Wien wird an drei Sonderschulen für körperbehinderte Kinder Physiotherapie angeboten. Das Prinzip ist das gleiche wie bei der physiotherapeutischen Betreuung im Kindergarten: In den schulischen Alltag integriert, werden die Kinder kostenfrei von PhysiotherapeutInnen behandelt. Die Hans-Radl Schule in Wien-Währing, die Integrative Schule in Hernals und die Dr. Adolf Lorenz Schule im 23. Wiener Gemeindebezirk bieten ihren SchülerInnen Physiotherapie an. Einer der größten Unterschiede zur Betreuung im Kindergarten ist, dass in den

Schulen neben den PhysiotherapeutInnen auch ErgotherapeutInnen, LogopädInnen und SprachheillehrerInnen für die Therapie der Kinder zuständig sind.

4.6. Zusammenfassende Darstellung

Abschließend möchte ich die wichtigsten Erkenntnisse der vorangehenden Kapitel noch einmal herausarbeiten.

Wie in den Kapiteln 1 und 2 deutlich gemacht wurde, werden sowohl die Heilpädagogik als auch die pädiatrische Physiotherapie klar einer ‚Mutterdisziplin' zugeordnet: Heilpädagogik gehört zur Pädagogik, die pädiatrische Physiotherapie zur Physiotherapie – die ihrerseits wiederum der Medizin zuzuordnen ist.

Die Heilpädagogik versteht sich hierbei als *spezielle* Pädagogik – als Pädagogik bei Menschen, die im Allgemeinen als behindert oder entwicklungsverzögert gelten und deren Erziehungsprozesse erschwert sind. Mittels *Erziehung* – die je nach Begriffsdefinition *Förderung, Entwicklungsbegleitung, Unterricht* oder *Therapie* beinhaltet oder durch diese Begriffe ergänzt wird – soll vorrangig *Bildung* angestrebt werden. Auch *Integration, Emanzipation, Prävention, Förderung der Selbstständigkeit* und *Rehabilitation* stellen mögliche Ziele heilpädagogischer Arbeit dar.

Die Physiotherapie versteht sich als Teilgebiet der Medizin und stellt jene Menschen ins Zentrum, deren Bewegungssystem beeinträchtigt ist. Mittels *Therapie, Rehabilitation* und auch *Prävention* soll als primäres Ziel *Heilung* angestrebt werden.

Die Physiotherapie in der Pädiatrie stellt ein Randgebiet der Physiotherapie dar. So beschäftigt sich die pädiatrische Physiotherapie zwar auch mit der Behandlung körperlicher Probleme, jedoch soll in erster Linie mittels *Förderung* die *personale und soziale Integration* der Kinder erreicht werden. Auch die Emanzipation im Sinne von *Selbst- und*

Eigenständigkeit wird in der pädiatrischen Physiotherapie in die Zielsetzung miteinbezogen. Viele Fähigkeiten werden von den Kindern hierbei erst erlernt. Ruft man sich Kobis Unterscheidung zwischen Therapie und Erziehung noch einmal ins Gedächtnis („Wer jemandem ein störendes Etwas weg-bringt, therapiert. Wer jemandem ein erwünschtes Etwas bei-bringt, unterrichtet" (Kobi 2004, 347)), zeigt sich eine starke Parallele der Heilpädagogik mit der pädiatrischen Physiotherapie.

Somit stehen der heilpädagogischen Leitidee der *Bildung* mittels *Erziehung, Förderung, Unterricht, Rehabilitation* sowohl die physiotherapeutische Leitidee der *Heilung* mittels *Therapie*, als auch die Leitidee der pädiatrischen Physiotherapie *Selbstständigkeit und personale soziale und Integration* mittels *Förderung* gegenüber.

5 Forschungsdesign

Im folgenden Kapitel möchte ich sowohl die von mir gewählte Erhebungsmethode als auch den Auswertungsprozess und die Auswahl meiner Interviewpartnerinnen erläutern.

Die qualitative Sozialforschung bietet sich als Forschungsstrategie für die vorliegende Untersuchung an, da deren offenen Verfahren auf das Erfassen sozialer Wirklichkeiten abzielen (Flick 2003, 20). Qualitative Verfahren verstehen sich als subjektbezogen – sie erheben weder Anspruch auf universelle Gesetzmäßigkeiten, noch auf Objektivität. *Intersubjektive Nachvollziehbarkeit*, die der Bewertung der Ergebnisse dienen kann, soll jedoch gewährleistet sein (Steinke 2003, 324). Um diese Nachvollziehbarkeit zu erreichen, bietet sich eine genaue Dokumentation des Forschungsprozesses an.

5.1 Das halbstandardisierte Interview als Erhebungsmethode

Um meine Forschungsfragen beantworten zu können, wähle ich halbstandardisierte Interviews, die als Weiterentwicklung der Leitfaden-Interviews zu sehen sind. Durch das Verwenden verschiedener Fragetypen kann bei diesem Interviewtypus sowohl explizites als auch implizites Wissen der InterviewpartnerInnen erfragt werden (Flick 1995, 101). Der Interviewleitfaden wird grob nach Themen eingeteilt. Jedes Thema wird mit einer offenen Fragestellung eingeleitet. Auf diese offenen Fragen antwortet der/die Interviewte mit Hilfe seines aktiv abrufbaren Wissens und äußert so seine subjektiven Theorien zum Forschungsgegenstand. Um das implizite Wissen der/des Interviewten ‚herauszukitzeln‘, folgen nun theorie- und hypothesengerichtete Fragen: „Die in diesen Fragen formulierten Annahmen sollen dem Interviewpartner gegenüber als Angebote formuliert werden, die er aufgreifen oder ablehnen kann" (a.a.O.). Beendet wird jeder Themenblock durch Konfrontationsfragen, die subjektive Theorien des/der Befragten kritisch hinterfragen und Alternativtheorien aufzeigen. Um die Konfrontationsfragen an den Interviewverlauf anzupassen, sollte bereits der Leitfaden verschiedene Konfrontationsfragen beinhalten, die der/die InterviewerIn je nach subjektiver Theorie der/des Befragten auswählt (a.a.O.)

Nach der Transkription der Interviews wird eine erste Inhaltsanalyse durchgeführt und die Ergebnisse auf kleinen Kärtchen zusammengefasst. Diese Kärtchen strukturiert der/die InterviewerIn als Vorbereitung vorerst *alleine* (Frick 2007, 205). Bei einem weiteren Treffen maximal zwei Wochen nach dem ersten Termin werden die Kärtchen dem/der Interviewten vorgelegt und *von ihr/ihm selbst* strukturiert. Damit werden folgende Ziele verfolgt:

„Der Interviewpartner soll sich an das erste Interview erinnern und prüfen, ob dessen Inhalte auf den entsprechenden Kärtchen korrekt wiedergegeben worden sind. Ist dies nicht der Fall, kann er diese Aussagen umformulieren, herausnehmen und/oder durch andere angemessenere Aussagen ersetzen. Ist diese inhaltliche Prüfung ... vorläufig abgeschlossen, ist das zweite Ziel die Strukturierung der übrig gebliebenen Konzepte mittels der STL-Regeln" (a.a.O.).

Im Anschluss an die Strukturierung der Kärtchen von der/dem Interviewten selbst vergleichen der/die InterviewerIn und der/die Befragte die soeben entstandene Version mit jener, die der/die InterviewerIn zwischen den beiden Terminen vorbereitet hat. Dieser Vergleich soll den/die Interviewte zu einer erneuten Reflexion subjektiver Theorien anregen (a.a.O., 206).

Wie bereits in der Einleitung erwähnt, können die Konfrontationsfragen zu einer Irritation der Befragten führen. Eine behutsame Einführung kann diese Irritationen jedoch vermeiden. Auch die Anwendung

SLT muss den Befragten vorab gut erklärt werden, da diese Technik nicht als Leistungstest zu verstehen ist (Frick 1997, 100).

5.2 Der Interviewleitfaden

Wie bereits in Kapitel 5.1 erwähnt, wird bei halbstandardisierten Interviews der Leitfaden nach Themen eingeteilt (Frick 2007, 203). Diese Themen richten sich nach der Forschungsfrage und den Subfragen der Studie. Zu Beginn jedes Themas stehen offene Fragen, die den/die InterviewpartnerIn zum Erzählen einladen und auf das Erfahren der subjektiven, aktiv abrufbaren Theorien des/der Befragten abzielen (a.a.O.). Außerdem beinhaltet der Leitfaden zu jedem Thema einige theorie- und hypothesengerichtete Fragen, die implizites Wissen der InterviewpartnerInnen erfragen sollen. Am Ende jedes Themenblockes stehen diverse Konfrontationsfragen – die bereits im Leitfaden festgehalten werden. So kann der/die InterviewerIn adäquat auf die subjektiven Theorien der Befragten reagieren und passende Konfrontationsfragen stellen (a.a.O., 204).

Im ersten Themenblock des Interviewleitfadens wird das Wissen der Physiotherapeutinnen der MA 10 zum Selbstverständnis der Physiotherapie und im Speziellen der pädiatrischen Physiotherapie erfragt. Aufbauend auf dem theoretischen Hintergrundwissen aus den Kapiteln 3 und 4 möchte ich prüfen, wie die Physiotherapeutinnen der MA 10 selbst das Selbstverständnis der Physiotherapie definieren und welche Ziele sie sich setzen. In den theorie- und hypothesengeleiteten Fragen erfrage ich die spezielle Stellung der pädiatrischen Physiotherapie und erhebe das Expertinnenwissen meiner Interviewpartnerinnen. Dieses Thema steht bewusst zu Beginn des Interviews, um den Physiotherapeutinnen den Einstieg ins Gespräch zu erleichtern und anfangs über ihnen gut vertraute und bekannte Themen zu sprechen.

Im zweiten Themenblock steht die Heilpädagogik im Mittelpunkt. Wie auch im Theorieteil stehen die Fragen analog zu jenen des ersten Themengebietes. Da die Physiotherapeutinnen der MA 10 jedoch nicht als Expertinnen gesehen werden können, wird bei den theorie- und hypothesengeleiteten Fragen von diesem ‚Schema' abgewichen und versucht, mögliches heilpädagogisches Basiswissen der Interviewpartnerinnen zu erfragen.

Der dritte Themenblock des Interviews beschäftigt sich mit der täglichen Arbeit der Physiotherapeutinnen der MA 10. Wie im Theorieteil aufgezeigt, verfolgt die Heilpädagogik zum Teil idente Ziele wie die pädiatrische Physiotherapie. Wie und ob sich diese Überschneidung im Arbeitsalltag der Physiotherapeutinnen der MA 10 tatsächlich auswirkt, soll hier herausgearbeitet werden.

Im vierten Abschnitt wird nach möglichen Schwierigkeiten der Physiotherapeutinnen der MA 10 bei dieser täglichen Arbeit gefragt. Das zweite Kapitel beschäftigte sich u.a. mit der Ausbildung zum/zur PhysiotherapeutIn und es wurde aufgezeigt, dass hier heilpädagogische Inhalte keinen Platz finden. Es soll erfragt werden, wie die Physiotherapeutinnen der MA 10 mit diesem mangelnden Wissen umgehen und ob dadurch Probleme im täglichen Arbeiten entstehen.

Im fünften Themenblock stehen die Wünsche und Verbesserungsvorschläge der Physiotherapeutinnen der MA 10 aus deren Sicht im Zentrum. Es soll nach Möglichkeiten gefragt werden, die ihr tägliches Arbeiten erleichtern. Außerdem können und sollen die Physiotherapeutinnen der MA 10 Wünsche formulieren – beispielsweise nach Aus- und Fortbildungen, in denen heilpädagogisches Wissen vermittelt wird.

Der komplette Leitfaden zu den Interviews ist im Anhang dieses Buches zu finden.

5.3 Die Interviewphase

Die Untersuchung besteht aus verschiedenen Teilbereichen: Den Interviews werden quantitative Kurzfragebögen vorgeschaltet, die ausschließlich der Erhebung soziographischer Daten (Ausbildung, Fortbildung, berufliche Karriere etc.) dienen. Darauf folgen die eigentliche Interviewphase und kurz danach der Folgetermin zur Durchführung der SLT.

Um eine Auswahl der Interviewpartnerinnen zu treffen, ergeben sich mehrere Möglichkeiten. Im Falle dieser Untersuchung bietet sich das ‚selektive sampling' an: Bereits im Vorfeld der Forschungsdurchführung wurde die Stichprobe hinsichtlich der Merkmalsausprägung und Anzahl festgelegt (Glaser/Strauß 1967, 55) Die Interviewpartnerinnen müssen das Merkmal ‚Physiotherapeutin bei der MA 10 – Fachbereich mobile Entwicklungsförderung' erfüllen. Weiters muss die Freiwilligkeit der Beteiligten gegeben sein. Sechs Interviews (zwei davon zur Probe) mit Physiotherapeutinnen aus zwei verschiedenen Kindergärten sollen Antworten auf die Forschungsfragen liefern.

Die Interviewerhebungsphase erstreckte sich über den Zeitraum von 5. bis 13. April 2011. Der Kontakt zu den Interviewpartnerinnen war durch meine persönliche Tätigkeit bei der MA 10 schon hergestellt – eine Kollegin diente speziell als Ansprechpartnerin, mit der ich via Email Termine vereinbaren konnte. Zwei Probeinterviews halfen als ‚Pretest', Schwierigkeiten aufzudecken und den Leitfaden noch einmal zu überarbeiten. Alle Interviews wurden am Arbeitsplatz der Befragten durchgeführt und dauerten zwischen 25 und 35 Minuten. Sämtliche Interviews wurden mit dem Einverständnis der Gesprächspartnerinnen auf einem Tonträger aufgezeichnet.

5.4 Der Auswertungsprozess

Nach ausführlichem Hören wurden die Interviewbänder transkribiert. Mehrfaches Korrekturhören stellte die Genauigkeit der Transkription sicher. Bei der Niederschrift wurden die Interviews in Schriftdeutsch übertragen, um eine bessere Lesbarkeit zu gewährleisten (Mayring 2002, 91).

Für die Auswertung der halbstandardisierten Interviews habe ich mich für die Methode „Am Material" nach Christiane Schmidt (1997, 545) entschieden, die sich als Mischform zwischen hermeneutisch-interpretierender und empirisch-erklärender Inhaltsanalyse versteht. Entscheidend ist der fortlaufende Prozess der Auswertung, der bereits bei der Erhebung beginnt und sowohl Interviewtranskripte als auch theoretisches Vorwissen beinhaltet (a.a.O., 545). Da Schmidt auch den Erhebungsprozess zum Gegenstand der Analyse zählt, ist es wichtig, Feldnotizen vor, während und nach der Interviewdurchführung aufzuzeichnen.

Schmidt (1997) schlägt im Rahmen ihres Verfahrens vier Arbeitsschritte zur Auswertung der Interviews vor: Zu Beginn steht hierbei die „Kategorienbildung am Material" (a.a.O., 547). Die Kategorienbildung wird dabei als Teil des schon erwähnten Prozesses „der Auseinandersetzung mit dem Material vor dem Hintergrund theoretischer Überlegungen" (a.a.O., 548) verstanden. Schmidt lässt hierbei verschiedene Varianten der Kategorienbildung zu, etwa das *theoretische Codieren* nach Glaser und Strauss oder auch das *zusammenfassende Interpretieren* nach Mayring (a.a.O., 552). Entscheidend ist, die Formulierungen der Befragten aufzugreifen, zu verstehen und mit theoretischen Vorüberlegungen abzustimmen. Die Kategorien spiegeln die im Interviewleitfaden erstellten Themenblöcke wieder und helfen so, die Interviews von Beginn an in Themenbereiche zu gliedern. In manchen Fällen kann der kreative Prozess des Einbeziehens der Aussagen der Befragten jedoch dazu führen, dass theoretische Vorannahmen infrage gestellt werden müssen (a.a.O., 549). Das Aufzwingen von vorgefertigten, deutenden Kategorien lehnt Schmidt ab, da dies der „fragetechnischen Offenheit" (a.a.O., 548) von Leitfadeninterviews nicht gerecht werden kann (a.a.O.).

Im nächsten Schritt wird das Material codiert. Schmidt (1997) versteht ,Codieren' als weiteren Auswertungsschritt, wobei die entwickelten Kategorien verwendet werden. Damit unterscheidet sich diese Methode von Strauss und Glaser, bei denen beim ,Codieren' die Entwicklung des Kodes im Zentrum steht (a.a.O., 555). Auch die Feldnotizen werden in die Codierung mit einbezogen (a.a.O., 558)

Im dritten Arbeitsschritt wird eine quantitative Analyse vorgenommen: Die Ergebnisse werden in Tabellen dargestellt, um sowohl die Transparenz der Untersuchung zu erhöhen als auch Hinweise mögliche Zusammenhänge zu finden (a.a.O., 560ff). Außerdem können quantifizierbare Materialübersichten hilfreich bei der Auswahl von Fällen für eine qualitative Einzelfallanalyse sein (a.a.O., 563).

Abschließend lassen sich in einem fakultativen vierten Schritt in vertiefenden Fallinterpretation Hypothesen aufstellen, weiter überprüfen oder auch verändern (a.a.O., 560f).

Schmidt (1997) betont die Wichtigkeit, im Forschungsbericht ausgewählte Zitate aus den Interviews wiederzugeben, um Interpretationen zu belegen und diese für die LeserInnen nachvollziehbar zu machen (a.a.O., 565). Weiters hält sie den/die ForscherIn dazu an, sich auch bei der Auswertung von den Befragten führen und belehren zu lassen – ohne dabei auf vorangehende theoretische Überlegungen und Hypothesen zu verzichten (a.a.O.).

5.5 Sozialdemographische Daten der Interviewpartnerinnen

Interviews mit vier Physiotherapeutinnen der MA 10, die in zwei verschiedenen Integrationskindergärten der Stadt Wien arbeiten, wurden im Rahmen dieser Untersuchung geführt. Alle Physiotherapeutinnen arbeiten seit mindestens sechs Jahren in einem Ausmaß von dreißig Wochenstunden bei der MA 10.

Die Physiotherapeutinnen sind zwischen 33 und 49 Jahren alt, absolvierten alle ihre Ausbildung zur Physiotherapeutin in Wien und schlossen diese mit einem Diplom ab. Alle vier Befragten nahmen an speziellen Kursen im Bereich der neurologischen Physiotherapie bei Kindern teil, zwei schlossen 2005 eine Fortbildung zum Thema ‚Sensorische Integration' ab. Eine Physiotherapeutin ist seit 2003 ebenfalls Motopädagogin.

Drei der Befragten sind selbst Mütter von jeweils zwei Kindern im Volksschulalter.

6 Ergebnisse

Zu Beginn werden hier die Ergebnisse der einzelnen Interviews vorgestellt. In einer Graphik werden die Resultate der Struktur-Lege-
Technik des zweiten Termins mit meinen Interviewpartnerinnen an-
schaulich gemacht. Ein weiterer Schritt zeigt die Gesamtergebnisse
meiner Untersuchung, in einer Tabelle werden die Resultate der
quantitativen Analyse, die Teil der Auswertung nach C. Schmidt ist,
dargestellt.

Die Kategorien, nach denen die Auswertung der Interviews erfolgte,
orientieren sich an den Themen, die bereits für den Interviewleitfaden
gewählt und in Kapitel 5.2 vorgestellt wurden. Im Laufe der Auswertung wurden diese theoriegeleiteten Kategorien durch Informationen
aus den erhobenen Daten vervollständigt und in Hinblick auf die Forschungsfragen, die dieser Arbeit zugrunde liegen, präzisiert.

Folgende Kategorien ergaben sich aus den theoretischen Überlegungen und dem erhobenen Material:

- das Verständnis der Physiotherapeutinnen von Physiotherapie
  im Allgemeinen
- das Selbstverständnis der Physiotherapeutinnen der MA 10 für
  ihren Tätigkeitsbereich in der pädiatrischen Physiotherapie
- das Verständnis der Physiotherapeutinnen von Heilpädagogik
- das tägliche Arbeiten der Physiotherapeutinnen der MA 10 mit
  besonderem Hinblick auf die mögliche Konfrontation mit heilpädagogischen Fragestellungen
- etwaige Probleme, die sich in der täglichen Arbeit der Physiotherapeutinnen der MA 10 aus deren Sicht ergeben
- Wünsche und Verbesserungsvorschläge der Physiotherapeutinnen der MA 10

6.1 Die Einzelergebnisse

Anonymisiert werden hier die Ergebnisse der vier geführten Interviews und die dazugehörigen Graphiken der Struktur-Lege-Technik präsentiert.

6.1.1 Befragte 1

Daten des Kurzfragebogens

Die erste Interviewpartnerin B1 ist 49 Jahre alt und arbeitet seit neun Jahren in einem Integrationskindergarten in Wien. Sie absolvierte sowohl eine Ausbildung zur Vojta- als auch zur Bobath-Therapeutin – zwei neuropädiatrische Behandlungskonzepte. Gemeinsam mit ihrer Kollegin nahm sie an einer Fortbildung in Sensorischer Integrationstherapie teil. B1 hat zwei Kinder im Volksschulalter.

Auswertung des Interviews

Das Verständnis von Physiotherapie im Allgemeinen

B1 versteht unter Physiotherapie eine Therapieform, die Probleme des Bewegungsapparates ins Zentrum der Behandlung stellt: „Unter Physiotherapie verstehe ich grundsätzlich die systemische [systematische][5] Arbeit am menschlichen Muskel- und Gelenksfunktionsapparat" (B1, Z7f). Präventives Arbeiten scheint B1 nicht zu den Aufgaben der Physiotherapie zu zählen – lediglich beim Auftreten von Dysfunktionen ist ihrer Meinung nach eine physiotherapeutische Intervention angezeigt: „Und da steigt man ein, wenn irgendeine Dysfunktion auftritt" (B1, Z8f).

Zu praxisleitenden Ideen, Zielen und Leitideen der allgemeinen Physiotherapie äußert sich B1 nicht – trotz der theorie- und hypothesen-

---

[5] Aus dem logischen Zusammenhang dieses Zitates und auch der nachfolgenden Aussagen von B1 lässt sich schließen, B1 spricht nicht von *systemischer*, sondern von *systematischer* Arbeit.

gerichteten Fragen zu diesem Thema fügt B1 ihrem Verständnis von allgemeiner Physiotherapie nichts hinzu.

Aufgrund dieser Stellungnahme entsteht der Eindruck, B1 scheint sich in ihrer Rolle als pädiatrische Physiotherapeutin nur bedingt der allgemeinen Physiotherapie zugehörig zu fühlen und beschäftige sich nur marginal mit dem Verständnis der allgemeinen Physiotherapie, ihren praxisleitenden Ideen, Zielen und Leitideen.

Das Selbstverständnis von pädiatrischer Physiotherapie

Unter pädiatrischer Physiotherapie versteht B1 ebenfalls eine systematische therapeutische Intervention, die jedoch weit umfassender ist als die allgemeine Physiotherapie und versucht, alle Bereiche der kindlichen Entwicklung mit einzubeziehen: „Im pädiatrischen Bereich ist dieses Systematische auch, allerdings ist es ganzheitlicher. Wir versuchen, auf das Kind in seiner Gesamtheit zu wirken, jeden Aspekt der Entwicklung zu beachten" (B1, Z43-45). Die pädiatrische Physiotherapie legt laut B1 ihr Hauptaugenmerk auf die motorische Entwicklung der Kinder. Einen engen Zusammenhang sieht B1 jedoch auch mit der Kommunikation und der Wahrnehmung: „In erster Linie beschäftigt sie sich mit der motorischen Entwicklung. Daran gekoppelt kommt dann aber gleich schon einmal die Frage, wie man sich selbst, den Körper und die eigenen Bewegungen wahrnimmt. Und alles, was da sonst noch dazu gehört. Wie kann ich mich artikulieren, bin ich überhaupt dazu in der Lage, wie kann ich mich ausdrücken" (B1, Z16-20).

Das Ziel der pädiatrischen Physiotherapie sieht B1 in der harmonischen Entwicklung aller Bereiche wie Motorik, Kognition, Kommunikation und der emotionalen Entwicklung: „Die Ziele sind die gesunde emotionale, kognitive und sprachliche Entwicklung. Und ein Handlungs- und ein Bewegungsplan" (B1, Z68f). An der speziellen Arbeitsstelle in den Integrationskindergärten der Stadt Wien erweitert B1 diese Ziele noch um Prävention und Verbesserung der Lebensqualität:

„… eine Begleitung und eine Lebensqualitätsverbesserung. Beziehungsweise auch das Hinten-Anhalten von Folgeschäden" (B1, Z76f).

Das Verständnis der Physiotherapeutinnen von Heilpädagogik

B1 versteht unter Heilpädagogik eine ganzheitliche Pädagogik, die bei Entwicklungsschwierigkeiten regulierend einzugreifen versucht: „Schauen, wo ich mit meiner Pädagogik für die gesunde Entwicklung des Kindes regulierend oder fördernd eingreifen kann" (B1, Z92f). Inwiefern die „gesunde" Entwicklung reguliert oder gefördert werden soll, äußert B1 – auch durch gezieltes Nachfragen mittels der hypothesengerichteten Fragen – nicht. Achtet man genauer auf die Ausdrucksweise von B1, stechen die eindeutig der Medizin zugehörigen Fachbegriffe ins Auge. Die Physiotherapeutin fühlt sich zwar nicht der Medizin unterstellt, gebraucht jedoch - wahrscheinlich unreflektiert – Ausdrücke, die klar dieser Disziplin zuzuordnen sind. Die Bezeichnung „gesunde Entwicklung" setzt den gegenübergestellten Begriff der *kranken* Entwicklung voraus – eine Differenzierung, die in der Heilpädagogik nicht existiert.

Als Ziel der Heilpädagogik versteht B1 die Verbesserung der Selbstständigkeit: „Ziele können auch das selbstständige Essen oder auf's Klo gehen sein oder auch das Schneiden mit Scheren" (B1, Z103-105). Die AdressatInnen der Heilpädagogik sind nach Meinung von B1 *alle* Kinder.

Das tägliche Arbeiten der Physiotherapeutinnen unter besonderer Berücksichtigung heilpädagogischer Fragestellungen

B1 behandelt relativ wenige Kinder mit rein motorischen Problemen. Wahrnehmungs- und Verhaltensschwierigkeiten sowie soziale Probleme stellen häufige Diagnosen für die Therapie dar: „So gesehen habe ich zur Zeit weniger Rollstuhlkinder, wo sich ganz viel um Hilfsmittel dreht. Zunehmend habe ich Kinder mit Wahrnehmungsstörungen, die zu den Verhaltensauffälligkeiten und sozialen Problemen dazukommen" (B1, Z182-186).

B1 sieht sich in ihrer täglichen Arbeit „immer wieder" mit heilpädagogischen Thematiken konfrontiert: „Ich erarbeite mit den Kinder schon sehr oft Sachen wie Essen, selbstständiges An- und Ausziehen oder auch soziale Fertigkeiten wie Kommunikation, Einfügen in eine Gruppe und sich dort behaupten" (B1, Z194-198).

B1 sieht die pädiatrische Physiotherapie und die Heilpädagogik bei der Arbeit in den Integrationskindergärten stark verbunden und oft nicht klar abgegrenzt. Diesen Umstand bewertet sie jedoch positiv, da so der Therapieerfolg verbessert werden kann: „Ich finde wir sind verwoben …. und wo wir gemeinsam arbeiten, damit sich ein roter Faden über längere Zeit durchzieht und dadurch der Erfolg größer wird" (B1, Z160-162).

Etwaige Probleme

Probleme ergeben sich laut B1 vor allem durch schlechte Kommunikation und durch mangelnden Informationsaustausch innerhalb der verschiedenen Berufsgruppen: „Na ja, ich hab schon so das Gefühl, dass wenn sich jemand rührt, das meistens wir sind und die anderen eher nicht" (B1, Z251f). Weiters fühlt sich B1 durch ihre Grundausbildung nicht gut auf die Anforderungen der pädiatrischen Physiotherapie vorbereitet – erst durch ihre eigenen Kinder konnte sie wesentliche Wissenslücken schließen und den richtigen Umgang mit den kleinen PatientInnen lernen: „Wir haben in der Ausbildung zwar die Entwicklung von Kindern gemacht und auch wann sie die motorischen Meilensteine erreichen. Aber so grundsätzlich das Kind als Ganzes nicht. Da gehört ja viel mehr dazu. Wie es wächst und gedeiht und sich entwickelt. Das kann man bei einem Kind nicht so isoliert sehen. Das geht bei einem Erwachsenen aber nicht bei einem Kind. Das hat mir völlig gefehlt und ich habe es dann eigentlich durch die eigenen Kinder mehr oder weniger nachgelernt" (B1, Z263-269).

<u>Wünsche und Verbesserungsvorschläge</u>

B1 wünscht sich ein besseres interdisziplinäres Zusammenarbeiten und vermehrten Informationsaustausch innerhalb der Berufsgruppen: „Ein bisschen mehr Vernetzung und noch mehr Hand-in-Hand arbeiten würde mir sehr Vieles leichter machen" (B1, Z278f). Im Speziellen wünscht sich B1 dieses vernetze Arbeiten mit den PädagogInnen; mit den ÄrztInnen der MA 10 empfindet B1 die Zusammenarbeit gut.

Auswertung der Struktur-Lege-Technik

Wie bereits in Kapitel 5.1 erläutert, wurde nach dem ersten Interviewtermin ein zweiter Termin zur Durchführung der Struktur-Lege-Technik vereinbart. Bereits vor diesem zweiten Termin erstellte ich nach einer ersten Inhaltsanalyse Kärtchen mit den *zusammengefassten* Inhalten des Interviews. Hierbei orientierte ich mich an den Aussagen meiner Interviewpartnerinnen. Jene Begriffe, denen die InterviewpartnerInnen eine besondere Gewichtung zusprachen – durch mehrmalige Nennung (zweimal und öfters) oder besondere Betonung – erhielten ein Kärtchen. Synonyme Begriffe wurden unter einem Oberbegriff zusammengefasst, beispielsweise ‚Körper' und ‚Bewegungsapparat'.

Zur Vorbereitung ordnete ich selbst die Kärtchen nach den Aussagen meiner ersten Interviewpartnerin an. Dabei unterschied ich zwischen jenen Antworten, die die Befragte auf offene Fragen gab, und jenen, die ich erst durch gezieltes Nachfragen mittels der theorie- und hypothesengerichteten Fragen und auch der Konfrontationsfragen erhielt. Diese Unterscheidung in explizites und implizites Wissen der Befragten spielt eine tragende Rolle im Auswertungsprozess und ist in der Grafik farblich vermerkt. Bei dem vereinbarten Termin legte die Befragte selbst die von mir vorbereiteten Karten in der für sie passenden Anordnung auf. Abschließend verglichen wir die beiden Versionen und legten eine überarbeitete – für die Befragte aussagekräftige – Anordnung fest.

92

Folgende Darstellung erstellte ich selbst in der Vorbereitung:

SLT B 1   - Vorbereitung

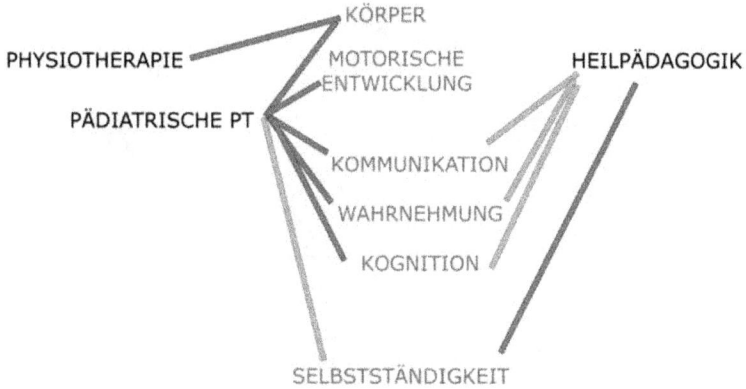

KÖRPER

PHYSIOTHERAPIE   MOTORISCHE   HEILPÄDAGOGIK
                    ENTWICKLUNG

PÄDIATRISCHE PT

KOMMUNIKATION

WAHRNEHMUNG

KOGNITION

SELBSTSTÄNDIGKEIT

Problem:
Kommunikation/Informationsaustausch

Wunsch:
verstärkte Interdisziplinarität

━━━━━━━━ Explizites Wissen

▭▭▭▭▭▭▭ Implizites Wissen

Bei dem zweiten Termin stellte B1 folgende Anordnung auf:

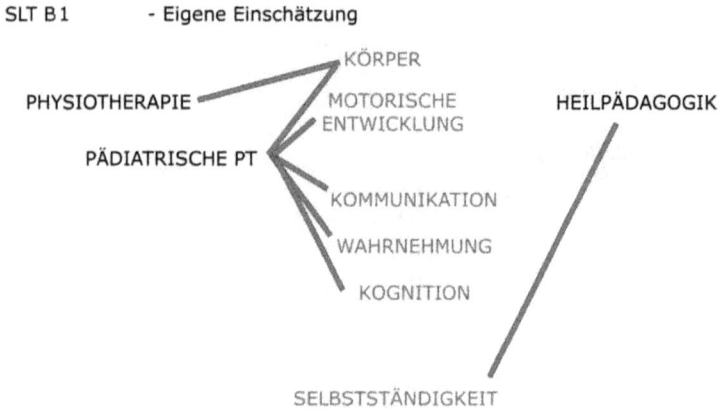

SLT B1   - Eigene Einschätzung

                        KÖRPER

PHYSIOTHERAPIE   MOTORISCHE   HEILPÄDAGOGIK
                           ENTWICKLUNG

        PÄDIATRISCHE PT

                           KOMMUNIKATION

                           WAHRNEHMUNG

                           KOGNITION

                        SELBSTSTÄNDIGKEIT

Problem:
Kommunikation/Informationsaustausch

Wunsch:
verstärkte Interdisziplinarität

━━━━━━━━━━ Explizites Wissen

▬▬▬▬▬▬▬▬▬ Implizites Wissen

Nach dem Vergleichen der beiden Anordnungen war B1 anfangs überrascht. Sie reflektierte ihre eigene Arbeit, die Aufgaben, die sie als
Physiotherapeutin in den Integrationskindergärten der Gemeinde
Wien übernahm, und kam zu dem Schluss, dass in ihrer Anordnung
wesentliche Bestandteile ihrer täglichen Arbeit fehlten. Sie empfand
meine Auflistung vollständig und wollte dem nichts beifügen. Auf
Nachfragen, ob die farbliche Zuordnung rot–explizit und grün–implizit

auch für sie zutreffend sei, wollte sie auch dies aus meiner Version übernehmen:

SLT B1   - überarbeitete Version

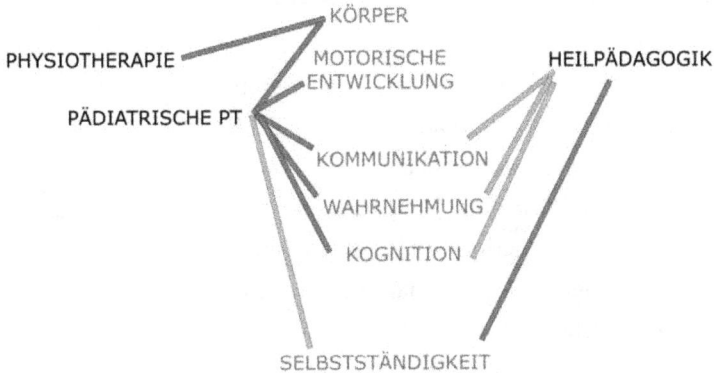

KÖRPER

PHYSIOTHERAPIE   MOTORISCHE   HEILPÄDAGOGIK
ENTWICKLUNG

PÄDIATRISCHE PT

KOMMUNIKATION

WAHRNEHMUNG

KOGNITION

SELBSTSTÄNDIGKEIT

Problem:
Kommunikation/Informationsaustausch

Wunsch:
verstärkte Interdisziplinarität

━━━━━━━━━━ Explizites Wissen

┄┄┄┄┄┄┄┄┄ Implizites Wissen

6.1.2 Befragte 2

Daten des Kurzfragebogens

Die zweite Interviewpartnerin B2 ist 38 Jahre alt und arbeitet seit neun Jahren mit B1 in einem Integrationskindergarten der Gemeinde Wien. Neben einer Ausbildung zur Vojta-Therapeutin absolvierte sie auch die Fortbildung in Sensorischer Integrationstherapie. Auch B2 ist selbst Mutter zweier Kinder im Volksschulalter.

Auswertung des Interviews

Das Verständnis von Physiotherapie im Allgemeinen

B2 sieht Physiotherapie als ganzheitliche Behandlung des menschlichen Körpers: „Die Behandlung des Körpers und des Menschen als Ganzen stellt Physiotherapie für mich dar" (B2, Z8). Hierbei differenziert sie nicht zwischen Rehabilitation, Prävention und Therapie. Auch mit konkreten Zielen und Leitideen der allgemeinen Physiotherapie setzt sich B2 nicht auseinander: „Keine Ahnung, ich bin schon so lange weg von der Erwachsenenarbeit" (B2, Z46). Allerdings unterscheidet B2 zwischen Physiotherapie im Kindergarten und allgemeiner Physiotherapie: „... also im Kindergarten ist es schon was anderes" (B2, Z72).

Auch hier wird deutlich, dass sich B2 in ihrer Rolle als pädiatrische Physiotherapeuttin nicht der allgemeinen Physiotherapie zugehörig fühlt und eine starke Differenzierung zwischen diesen beiden Arbeitsfeldern vornimmt.

Das Selbstverständnis von pädiatrischer Physiotherapie

Die pädiatrische Physiotherapie beschäftigt sich aus der Sicht von B2 mit der ganzheitlichen Behandlung von Kindern, wobei der Schwerpunkt auf motorische Auffälligkeiten gelegt wird: „Also die Behandlung des Kindes als Ganzes mit Schwerpunkt auf motorischen Auffälligkeiten steht im Zentrum der pädiatrischen Physiotherapie" (B2, Z14). Das Hauptaugenmerk der pädiatrischen Physiotherapie liegt laut B2 auf der Behandlung von Wahrnehmungsproblemen, dem Vermeiden von Folgeschäden bei Schwerstmehrfachbehinderungen und dem Unterstützen bei Kommunikationsschwierigkeiten. Aber auch soziale Fähigkeiten und die Verbesserung der Selbstständigkeit der

Kinder stehen nach dem Verständnis von B2 im Zentrum jeder Physiotherapie: „Also speziell hier im Kindergarten ist es die ganze Bandbreite von wahrnehmungsauffälligen Kindern bis hin zu schwerstmehrfach behinderten, basalen Kindern. Und auch zum Beispiel mit anderen Kindern gut auskommen - von der Körpersprache und auch von der Kommunikation her. Ihren Alltag gut meistern, vom Handlungsplan her, sich selbstständig an- und ausziehen, den Tisch decken und solche Dinge" (B2, Z17-23).

Das Ziel der pädiatrischen Physiotherapie ist laut B2 nicht die Heilung einer Erkrankung bzw. eines Problems, sondern „das Zurechtkommen mit diesem Problem. Dass man damit eben möglichst gut zurechtkommt und in vielen Fällen ist es dann auch einfach Kompensationstaktik, die zu lernen ist" (B2, Z82-84). Im Vordergrund steht für B2 immer das Wohlbefinden der PatientInnen: „... mir ist einfach wichtig, dass es den Kindern gut geht" (B2, Z28f). Die Verwendung der Bezeichnung ‚PatientInnen' – die Menschen als krank und leidend darstellt – zeigt, dass auch B2 medizinisches Fachvokabular benutzt und so eine Zugehörigkeit zur Medizin gegeben ist.

<u>Das Verständnis der Physiotherapeutinnen von Heilpädagogik</u>

B2 versteht unter Heilpädagogik die „Förderung von behinderten Kindern im Alltag" – in erster Linie mittels Spielförderung. Ziel der Heilpädagogik ist eine Verbesserung der Lebensqualität mittels Förderung – Therapie ist für B2 ein rein medizinischer Begriff: „Es geht da auch darum, dass es dem Kind im Alltag besser geht. (...) Förderung hat für mich schon so den pädagogischen Ansatz und Therapie ist schon ein medizinischer Begriff. Für mich gibt's keinen heilpädagogischen Therapiebegriff. Heilpädagogisch ist für mich die Förderung" (B2, Z147-153). Auf die hypothesengeleiteten Fragen äußert B2 noch weitere Ziele der Heilpädagogik: „Also es geht sicher auch um kommunikative und soziale Fähigkeiten, oder auch Kognition und Selbständigkeit und so. Das trägt ja alles zur Verbesserung der Lebensqualität bei" (B2, Z180-182).

Das tägliche Arbeiten der Physiotherapeutinnen unter besonderer Berücksichtigung heilpädagogischer Fragestellungen

B2 sieht sich selbst mit großteils motorischen Problemen konfrontiert: „Die Unterstützung beim Stehen mit dem Hintergedanken auf vegetative Funktionen, Verdauung, Atmung und Aspiration vermeiden. Die Normalisierung von Tonus, vor allem bei den dystonen Kindern durch die Belastung" (B2, Z203-207). Bei weiterem Nachfragen nennt sie allerdings auch andere Thematiken der täglichen Arbeit in der pädiatrischen Physiotherapie wie Kommunikation, soziale Fähigkeiten und Selbstständigkeit im Alltag: „Die Kommunikation hat ja einen großen Stellenwert. Auch das soziale Gefüge einer Gruppe, also der Umgang miteinander. Und auch der Alltag, also dieses sich selber An- und Ausziehen und einen Plan haben, was kommt der Reihenfolge nach dran ... und wie lass ich mich gleichzeitig nicht vom Nachbarn ablenken" (B2, Z173-177).

Heilpädagogische Fragestellung begegnen B2 ihrer Meinung nach nur selten, sie sieht die pädiatrische Physiotherapie im Kindergarten eher als Vorbereitung für heilpädagogische Intervention: „Wir stellen beispielsweise die Hilfsmittel zu Verfügung und dann kommen die Pädagogen mit ihrem Ansatz" (B2, Z191f).

Aus diesen Antworten kann man schließen, dass B2 zwar Aufgaben übernimmt, die sie selbst der Heilpädagogik zuordnet (Kommunikation, Selbstständigkeit, soziale Fähigkeiten), sich dieser Aufgaben jedoch nicht im Klaren ist. Auch durch das Stellen der Konfrontationsfragen wurde B2 diese enge Verknüpfung nicht bewusst.

Etwaige Probleme

Probleme ergeben sich laut B2 dadurch, dass in den Integrationskindergärten der Stadt Wien keine ErgotherapeutInnen angestellt sind und die PhysiotherapeutInnen diese Aufgaben übernehmen müssen: „Ich kann einen kleinen Teil durch meine Erfahrung versuchen, abzudecken. Aber alles was darüber hinausgeht, da muss man dann die Eltern schon auswärts schicken" (B2, Z235f). Da sich B2 in der Grundausbildung nicht ausreichend für die pädiatrische Physiotherapie vorbereitet gefühlt hat, war der Arbeitsbeginn ein großes Problem: „Wir haben in der Ausbildung Pädiatrie eigentlich nur theoretisch gelernt. Sowas kann man ja nicht wirklich aneinander üben. Nur ein bisschen die Handlings- und Lagerungsmöglichkeiten mit den Puppen. Aber es ist dann eigentlich schon ein Sprung ins kalte Wasser" (B2, Z260-263). Durch ihre eigenen Kinder konnte B2 nach eigenen Aussagen allerdings viel lernen.

Wünsche und Verbesserungsvorschläge

Neben Fortbildungen zur Auffrischung grundlegender Entwicklungsschritte – speziell in der Spielentwicklung – von Kindern wünscht sich B2 auch Inhalte zu (anderen) heilpädagogischen Thematiken: „Also ich denke mir eine Auffrischung was die Spielentwicklung betrifft, wäre sicherlich kein Fehler. Oder sich einfach wieder Ideen aus den verschiedenen heilpädagogischen Richtungen zu holen. Ich denke da auch an blinde oder hörbehinderte Kinder" (B2, Z305-309).

Auswertung der Struktur-Lege-Technik

Der Ablauf gestaltete sich bei B2 auf dieselbe Weise wie bei B1: Ich erstellte die Kärtchen nach Gewichtung der Interviewpartnerin und ordnete sie eigenständig an. Eine Woche nach dem ersten Interviewtermin verglichen wir in einem zweiten Aufeinandertreffen meine Auflistung mit jener, die B2 selbst erstellt hatte, verglichen die beiden Versionen und einigten uns auf eine passende Endversion.

In meiner vorab erstellten Anordnung hielt ich mich erneut an die farbliche Differenzierung zwischen explizitem und implizitem Wissen. Nach den Angaben, die B2 im Interview gemacht hatte, verdeutlichte meine Anordnung der Kärtchen auch die Überschneidung der Zielsetzung von Heilpädagogik und pädiatrischer Physiotherapie im Kindergarten.

SLT B2   - Vorbereitung

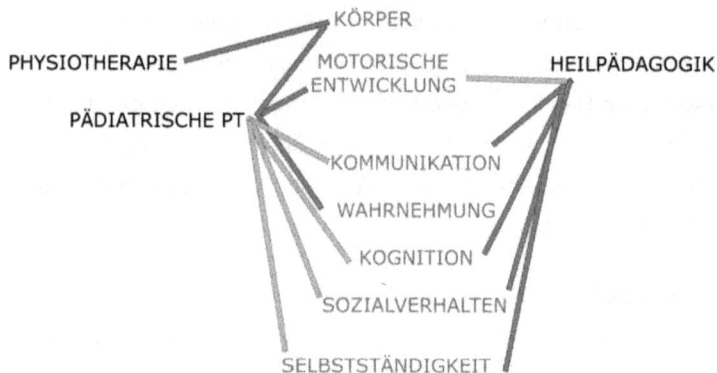

KÖRPER

PHYSIOTHERAPIE   MOTORISCHE   HEILPÄDAGOGIK
                      ENTWICKLUNG

PÄDIATRISCHE PT

KOMMUNIKATION

WAHRNEHMUNG

KOGNITION

SOZIALVERHALTEN

SELBSTSTÄNDIGKEIT

Problem:
    fehlende ErgotherapeutInnen

Wunsch:
    Zusatzwissen - HP-Fortbildungen

━━━━━━━━━   Explizites Wissen

━━━━━━━━━   Implizites Wissen

In ihrer eigenen Aufstellung bestätigte B2 wieder meine Annahmen: Sie war sich wesentlicher Bestandteile ihrer täglichen Arbeit nicht bewusst.

SLT B2   - Eigene Einschätzung

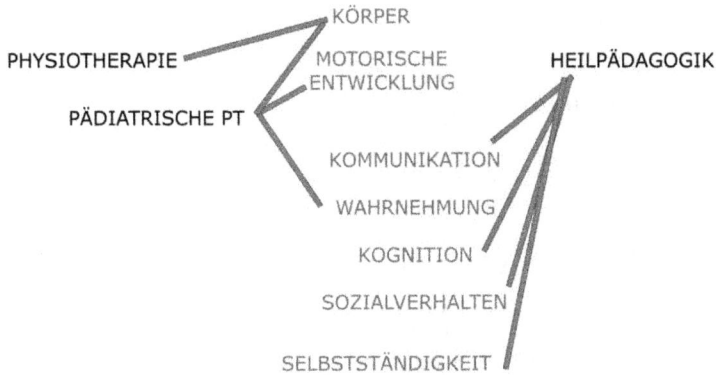

KÖRPER

PHYSIOTHERAPIE   MOTORISCHE   HEILPÄDAGOGIK
                                  ENTWICKLUNG

PÄDIATRISCHE PT

                                  KOMMUNIKATION

                                  WAHRNEHMUNG

                                  KOGNITION

                                  SOZIALVERHALTEN

                                  SELBSTSTÄNDIGKEIT

Problem:
fehlende ErgotherapeutInnen

Wunsch:
Zusatzwissen - HP-Fortbildungen

━━━━━━━━━━   Explizites Wissen

┄┄┄┄┄┄┄┄┄┄   Implizites Wissen

Nach dem Vergleich der beiden Anordnungen und einer Reflexion des
Interviews wollte B2 auch die ihr unbewussten Inhalte in die Aufstellung übernehmen. Überrascht war sie hierbei, dass sie den Zusammenhang von Heilpädagogik und pädiatrischer Physiotherapie nicht in
ihrer Anordnung bedacht hatte.

KÖRPER

PHYSIOTHERAPIE

MOTORISCHE
ENTWICKLUNG

HEILPÄDAGOGIK

PÄDIATRISCHE PT

KOMMUNIKATION

WAHRNEHMUNG

KOGNITION

SOZIALVERHALTEN

SELBSTSTÄNDIGKEIT

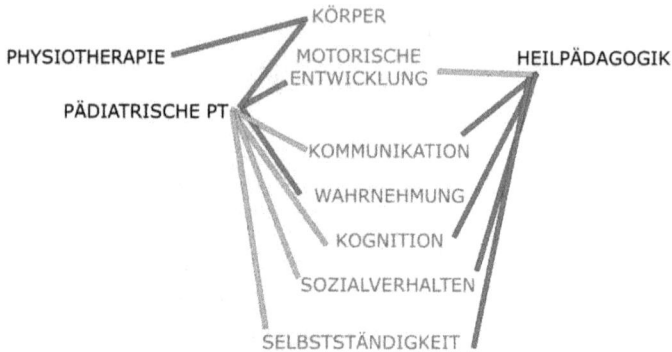

Problem:
fehlende ErgotherapeutInnen

Wunsch:
Zusatzwissen - HP-Fortbildungen

Explizites Wissen

Implizites Wissen

6.1.3 Befragte 3

Daten des Kurzfragebogens

Meine dritte Interviewpartnerin B3 ist 41 Jahre alt und arbeitet seit sechs Jahren in einem Integrationskindergarten in Wien. Auch sie absolvierte die Ausbildung zur Bobath-Therapeutin. Wie schon B1 und B2 hat auch B3 zwei Kinder im Volksschulalter.

Auswertung des Interviews

Das Verständnis von Physiotherapie im Allgemeinen

B3 versteht „unter Physiotherapie im Allgemeinen alle Beschwerden den Körper betreffend" (B3, Z10f). Präventive Maßnahmen zählt B3 nicht zu den physiotherapeutischen Aufgaben. Das Ziel der Physiotherapie ist ihrer Meinung nach - mit einigen wenigen Ausnahmen – die Heilung bzw. die Beseitigung des Grundproblems der/des PatientIn: „Also in der Erwachsenentherapie geht es um Heilung und um die Beseitigung des Problems – in jedem Fall eher als in der Pädiatrie" (B3, Z41-43). Auch B3 fühlt sich nicht der allgemeinen Physiotherapie zugehörig: „Die Erwachsenenarbeit hat ja recht wenig mit der Physiotherapie hier mit den Kindern zu tun, das kann man nicht unter einen Hut stecken" (B3, Z45-47).

Das Selbstverständnis von pädiatrischer Physiotherapie

Die pädiatrische Physiotherapie beschäftigt sich nach Meinung von B3 im Besonderen mit der motorischen Entwicklung von Kindern: „Eigentlich mit der motorischen Entwicklung. Ob die jetzt pathologisch ist oder physiologisch ist, sei dahingestellt" (B3, Z18f). Ziel dieser Therapie ist laut B3 sowohl Prävention, als auch das Erhalten des Ist-Zustandes. Aber auch die Funktionsverbesserung und dadurch das Erreichen größtmöglicher Selbstständigkeit im Alltag ist ein wesentliches Ziel der pädiatrischen Physiotherapie: „Manchmal nur prophylaktisch. Und manchmal einfach, den Ist-Zustand zu erhalten. Und manches Mal sehr wohl, ordentliche Fortschritte zu erreichen. Seien es jetzt bessere Gelenksstellungen, sei es alternierendes Stiegen-Steigen, ein besserer Wechsel von Spielpositionen, selbstständiges Einnehmen des Schneidersitzes und so weiter. Alles, damit das Kind besser im Alltag zurechtkommt, selbstständig sein kann" (B3, Z24-29).

Einen wesentlichen Unterschied zur Physiotherapie mit Erwachsenen sieht B3 darin, dass man in der pädiatrischen Therapie an anderer Stelle ansetzen muss: Anstatt des Wieder-Erlernens steht bei den Kinder oft das Lernen – die erste Erfahrung – im Zentrum: „Weil bei den Kindern gehe ich ja oft davon aus, dass die diese gesunde Bewegungserfahrung nie gemacht haben. Insofern ist es natürlich von den Voraussetzungen her ganz anders" (B3, Z32-34).

Das Verständnis der Physiotherapeutinnen von Heilpädagogik

Unter Heilpädagogik versteht B3 kindgerechte, angepasste Erziehung: „Erziehen, das den Voraussetzungen und Gegebenheiten des Kindes entspricht. Die sind bei behinderten Kindern natürlich ganz anders als bei gesunden Kindern" (B3, Z71-73). Die Entwicklungsförderung mit dem Ziel der Selbstständigkeit steht für B3 hierbei im Vordergrund: „Ich würde es schon so sehen, dass sie [die PädagogInnen] auf Entwicklungsförderung und Selbstständigkeit abzielen" (B3, Z87f).

Das tägliche Arbeiten der Physiotherapeutinnen unter besonderer Berücksichtigung heilpädagogischer Fragestellungen

B3 sieht sich selbst in ihrer Rolle als Physiotherapeutin in erster Linie als Ansprechpartnerin bei Kindern mit motorischen Problemen: „Wenn man so will, dass die Physiotherapeuten die Spezialisten für die Motorik sind" (B3, Z125) – bei konkretem Nachfragen nach dem täglichen Arbeiten zeigen sich jedoch auch andere Aspekte der physiotherapeutischen Arbeit im Kindergarten: Soziale Aufgabenstellungen, Probleme im selbstständigen Bewältigen des Alltages, Konzentrationsschwierigkeiten und auch Probleme bei der Wahrnehmungsverarbeitung: „Es werden uns auch Kinder geschickt, wo's einfach nur heißt, die sind einfach ein bisschen schüchtern und schreckhaft oder oft ein bisschen tollpatschig und finden sich schlecht zurecht in einem neuen Umfeld. Oder wenn es Probleme mit der Hygiene der Kinder gibt, oder beim Essen und Trinken, wenn das Schwierigkeiten bereitet. Aber auch das Verhalten natürlich. Bei einem anderen Kind zum Beispiel ist ein Ziel, dass es sich wirklich mehr mit einer Sache auseinandersetzen lernt und dabei bleibt und nicht immer so flatterhaft ist. Bei wieder einem anderen ist es mehr die Wahrnehmung" (B3, Z134-142). Auf die Frage, ob sie mit heilpädagogischen Themen konfrontiert wird, antwortet B3: „Nein, eher weniger" (B3, Z144). B3 zählt somit die oben genannten Aufgaben zu ihrem physiotherapeutischen Arbeitsalltag – trotz ihres Verständnisses von pädiatrischer Physiotherapie und Heilpädagogik.

Etwaige Probleme

B3 ist sich keiner fachlichen Probleme bewusst – sieht jedoch Schwierigkeiten bei der Elternarbeit und in der Kommunikation: „Also in meiner Arbeit als Physiotherapeutin eigentlich nicht. Aber schon in der Elternarbeit …. Und dass man redet und redet und es passiert nichts" (B3, Z208-210). Da sich B3 durch ihre Ausbildung nicht gut auf diese spezielle Arbeitsstelle vorbereitet gefühlt hat, greift sie oft auf jenes Wissen zurück, das sie sich im privaten Bereich als Mutter angeeignet hat: „Also, ich für mich habe immer das Gefühl, ich habe irrsinnig viel durch meine Kinder gelernt" (B3, Z224).

Wünsche und Verbesserungsvorschläge

B3 wünscht sich verbessertes Zusammenarbeiten mit den PädagogInnen und auch mit ihrer Chefin. Außerdem sieht sie Verbesserungsmöglichkeiten hinsichtlich des wertschätzenden Umganges – sowohl mit den Kindern als auch innerhalb der verschiedenen Berufsgruppen: „Nur wenn man jemandem menschlich gegenübertritt ist es ja nicht immer nur ausschließlich Physiotherapie. Das hat auch was mit Wertschätzung, Wohlwollen und so weiter zu tun. Und das erwartet man sich ja von jedem" (B3, Z237-239).

Auswertung der Struktur-Lege-Technik

Nach der bereits beschriebenen Vorgehensweise vereinbarte ich auch mit B3 einen zweiten Termin, um zu überprüfen, ob alle Inhalte des Interviews in meine erste Auswertung eingeflossen waren und ich die Zusammenhänge erfassen konnte. Außerdem sollte das nochmalige

Auseinandersetzen mit den von ihr gegebenen Antworten B3 zu einer Reflexion ihrer persönlichen Sichtweise anregen.

In meiner vorab erstellten Fassung nahm der Einfluss der pädiatrischen Physiotherapie erstmals eine entscheidende Rolle bei den bewussten Tätigkeiten von B3 ein. Im Vergleich zu ihren Kolleginnen beschäftigte sich B3 jedoch weniger mit heilpädagogischen Inhalten und ich konnte nur ‚Selbstständigkeit' mit der Heilpädagogik verknüpfen.

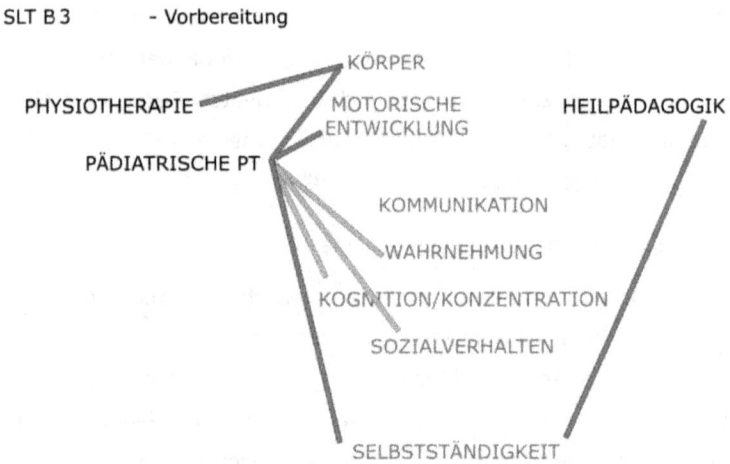

SLT B 3   - Vorbereitung

KÖRPER

PHYSIOTHERAPIE   MOTORISCHE   HEILPÄDAGOGIK
                       ENTWICKLUNG

PÄDIATRISCHE PT

KOMMUNIKATION

WAHRNEHMUNG

KOGNITION/KONZENTRATION

SOZIALVERHALTEN

SELBSTSTÄNDIGKEIT

Problem:
Elternarbeit
Kommunikation/Informationsaustausch

Wunsch:
Interdisziplinäre Zusammenarbeit
Wertschätzung

━━━━━━━━━   Explizites Wissen

▬▬▬▬▬   Implizites Wissen

In der Anordnung von B3 ging weder die Heilpädagogik noch die pädiatrische Physiotherapie auf die Bereiche Kommunikation, Wahrnehmung, Kognition und soziales Verhalten ein:

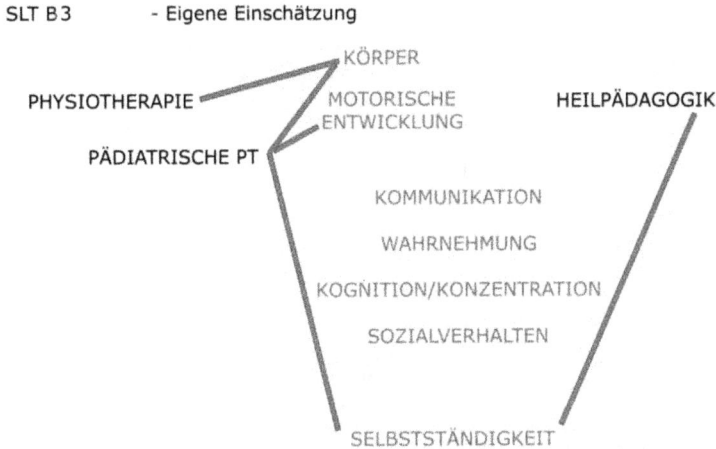

SLT B3   - Eigene Einschätzung

KÖRPER

PHYSIOTHERAPIE   MOTORISCHE   HEILPÄDAGOGIK
                    ENTWICKLUNG

PÄDIATRISCHE PT

KOMMUNIKATION

WAHRNEHMUNG

KOGNITION/KONZENTRATION

SOZIALVERHALTEN

SELBSTSTÄNDIGKEIT

Problem:
Elternarbeit
Kommunikation/Informationsaustausch

Wunsch:
Interdisziplinäre Zusammenarbeit
Wertschätzung

————————— Explizites Wissen

----------- Implizites Wissen

Bei der überarbeiteten Version erkannte B3, dass auch die oben genannten Bereiche in ihrer täglichen Arbeit relevant waren. Da sie kein Wissen zu Heilpädagogik und ihren Inhalten aufweisen konnte, blieb lediglich die Verknüpfung zur Selbstständigkeit.

SLT B3   - überarbeitete Version

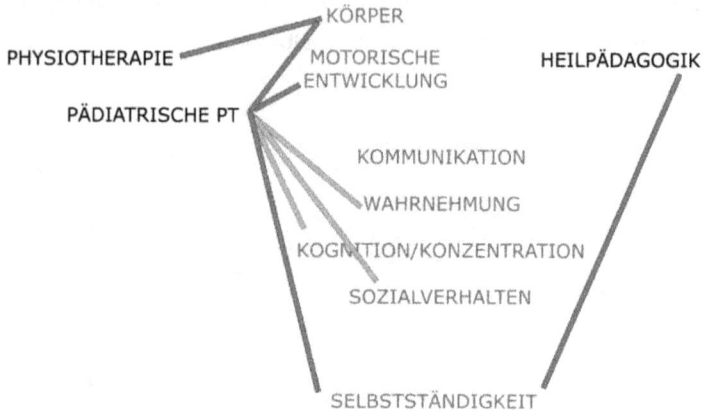

KÖRPER

PHYSIOTHERAPIE   MOTORISCHE   HEILPÄDAGOGIK
                                  ENTWICKLUNG

PÄDIATRISCHE PT

                                  KOMMUNIKATION

                                  WAHRNEHMUNG

                           KOGNITION/KONZENTRATION

                                  SOZIALVERHALTEN

                                  SELBSTSTÄNDIGKEIT

Problem:
Elternarbeit
Kommunikation/Informationsaustausch

Wunsch:
Interdisziplinäre Zusammenarbeit
Wertschätzung

━━━━━━━━━━   Explizites Wissen

──────────   Implizites Wissen

6.1.4 Befragte 4

Daten des Kurzfragebogens

Die vierte Interviewpartnerin B4 ist 33 Jahre alt und arbeitet gemeinsam mit B3 ebenfalls seit sechs Jahren in einem Integrationskindergarten in Wien. Auch sie absolvierte die Ausbildung zur Bobath-
Therapeutin und schloss 2003 die Fortbildung zur Motopädagogin ab.
B4 ist die einzige Physiotherapeutin der MA 10, die an dieser Untersuchung teilnahm, die selbst keine Kinder hat.

Auswertung des Interviews

Das Verständnis von Physiotherapie im Allgemeinen

B4 versteht unter Physiotherapie ebenfalls eine ganzheitliche Therapieform zur Behandlung des Bewegungsapparates: „Also ich sehe Physiotherapie als Therapie bei Menschen, die körperliche Schwierigkeiten – also so mit dem Bewegungsapparat – haben. Den Blick aufs Ganze darf man dabei allerdings nicht verlieren" (B4, Z8-10). Die Ziele der allgemeinen Physiotherapie sind laut B4 in erster Linie die Heilung und somit die Beseitigung des Grundproblems: „Also grad in der Orthopädie oder Chirurgie versucht man schon immer, das Problem des Patienten zu lösen, ihn zu heilen" (B4, Z24-26). B4 sieht die pädiatrische Physiotherapie nicht zur allgemeinen Physiotherapie zugehörig, da sie sich der Differenzen bezüglich Arbeitsweise und Selbstverständnis bewusst ist: „Meiner Meinung nach gehört die pädiatrische Physiotherapie nicht wirklich zur allgemeinen Physiotherapie, wir arbeiten und denken halt schon ganz anders" (B4, Z114-116).

Das Selbstverständnis für die pädiatrische Physiotherapie

B4 versteht unter pädiatrischer Physiotherapie die Unterstützung und Förderung der Entwicklung von Kindern mit speziellen Bedürfnissen: „In der Pädiatrie versucht man mittels der Physiotherapie, das Kind in seiner Entwicklung zu fördern und zu unterstützen. Also Kinder, deren Entwicklung irgendwie beeinträchtigt ist" (B4, Z67-69). Sie sieht einen großen Unterschied zwischen allgemeiner Physiotherapie und Physiotherapie bei Kindern, da in der Pädiatrie nicht nur motorische Probleme, sondern auch die gesamte Entwicklung der Kinder im Zentrum der Therapie stehen: „In der Pädiatrie lege ich das Hauptaugenmerk nicht auf Probleme des Bewegungsapparats, sondern versuche, alle Aspekte der kindlichen Entwicklung mit einzubeziehen. Also Kommunikation, soziales Verhalten, Kognition, Aufmerksamkeit und so weiter" (B4, Z75-78).

Das Verständnis der Physiotherapeutinnen von Heilpädagogik

B4 sieht Heilpädagogik als vertiefende Pädagogik bei Kindern mit Entwicklungsauffälligkeiten: „Im Zentrum der Heilpädagogik stehen Kinder mit vielfältigen Problemen, Entwicklungsschwierigkeiten" (B4, Z123). Oberste Priorität hat aus Sicht von B4 hierbei das Erreichen größtmöglicher Selbstständigkeit: „Die Selbstständigkeit der Kinder soll ermöglicht oder vergrößert werden" (B4, Z133). Die Motopädagogin B4 erwähnt ausdrücklich den Zusammenhang von Motorik und Heilpädagogik: „Für mich ist es nicht so, dass Physiotherapeuten als einzige Berufsgruppe mit motorischen Problemen arbeiten. Sieht man ja eindeutig bei der Motopädagogik" (B4, Z142-144).

Das tägliche Arbeiten der Physiotherapeutinnen unter besonderer Berücksichtigung heilpädagogischer Fragestellungen

B4 versucht in ihrer täglichen Arbeit den Fokus auf die ganzheitliche Förderung der Kinder zu legen und sich nicht nur auf spezielle Aspekte zu konzentrieren: „Ich schau immer darauf, das Kind in seiner Gesamtheit zu sehen und auch auf diese einzuwirken. Also jetzt nicht nur auf irgendwelche motorischen Unreinheiten oder Probleme bei der Sensorik, sondern wirklich das *Kind*" (B4, Z162-165). Dazu zählt sie neben den bereits erwähnten Bereichen Kommunikation, soziales Verhalten, Kognition und Aufmerksamkeit auch die Selbstständigkeit der Kinder: „Ich mein damit beispielsweise kommunikative Fähigkeiten, aber auch den sozialen Bereich und kognitive Aufmerksamkeit. Und natürlich das Erarbeiten von größtmöglicher Selbstständigkeit" (B4, 166-168).

Die Ausbildung zur Motopädagogin hilft B4 bei der Bewältigung von Problemen, die sie selbst als „nicht rein physiotherapeutisch" (B4, Z179) einstuft: „Also seit meiner Ausbildung zur Motopädagogin kann ich viel besser mit Kindern umgehen, die keine typischen Physio-Patienten sind, beispielsweise Kinder mit Wahrnehmungsauffälligkeiten oder Problemen beim Verhalten" (B4, Z184-187). Trotz dieser

110

Antwort gibt B4 an, nur selten mit heilpädagogischen Fragestellungen konfrontiert zu werden: „Mit heilpädagogischen Fragestellungen? Naja, eher wenig. Das gehört halt schon alles zur Physiotherapie im Kindergarten" (B4, Z155).

Etwaige Probleme

B4 sieht – wie auch ihre befragten Kolleginnen – das größte Problem in der mangelnden Kommunikation und im schwierigen interdisziplinären Arbeiten: „An der Kommunikation könnte man arbeiten. Sowohl mit Eltern, als auch mit unserer Chefin und mit anderen Berufsgruppen. Allgemein das Zusammenarbeiten zwischen Pädagoginnen, Physios, Psychologinnen und so" (B4, Z201-204).

Wünsche und Verbesserungsvorschläge

B4 wünscht sich ein vermehrtes Fortbildungsangebot von der MA 10 – speziell in Hinsicht auf vermehrtes und strukturierteres Arbeiten in einem interdisziplinären Team: „Von unserer Institution kommt da gar nichts, also an passenden Fortbildungen, die uns das Arbeiten in diesem Team erleichtern" (B4, Z217f).

Auswertung der Struktur-Lege-Technik

Auch bei meiner vierten Interviewpartnerin erstellte ich nach der Gewichtung der Interviewpartnerin eigenständig Kärtchen und ordnete diese alleine an. Bei einem zweiten Termin erstellte B4 ihre persönliche Aufstellung, wir verglichen unsere Anordnung und stellten eine passende, überarbeitete Version auf.

Nach der ersten Interviewauswertung war offensichtlich, dass B4 großen Wert auf den Einfluss der Heilpädagogik auf den Körper und die Entwicklung der Kinder hatte. Dabei beschränkte sich B4 nicht auf die motorische Entwicklung, sondern betonte den Einfluss von Heilpädagogik und pädiatrischer Physiotherapie auf die *gesamte* Entwicklung der Kinder.

SLT B 4   - Vorbereitung

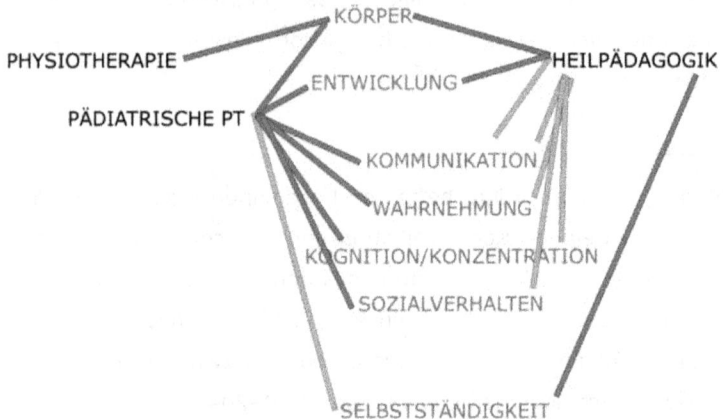

                                    KÖRPER

PHYSIOTHERAPIE   HEILPÄDAGOGIK
                        ENTWICKLUNG

PÄDIATRISCHE PT

                                    KOMMUNIKATION

                                WAHRNEHMUNG

                        KOGNITION/KONZENTRATION

                            SOZIALVERHALTEN

                        SELBSTSTÄNDIGKEIT

Problem:
 Kommunikation
 Interdisziplinäres Arbeiten

Wunsch:
 Interdisziplinäre Fortbildungen

━━━━━━━━━   Explizites Wissen

▬▬▬▬▬▬▬   Implizites Wissen

In der von ihr selbst erstellten Version spiegelte sich der bereits erwähnte Einfluss der Heilpädagogik auf den Körper und die Entwicklung wieder. B4 war sich als einzige Befragte der Integration der Bereiche Kommunikation, Wahrnehmung, Kognition und Konzentration
und Sozialverhalten in die pädiatrische Physiotherapie bewusst.

SLT B 4   - Eigene Einschätzung

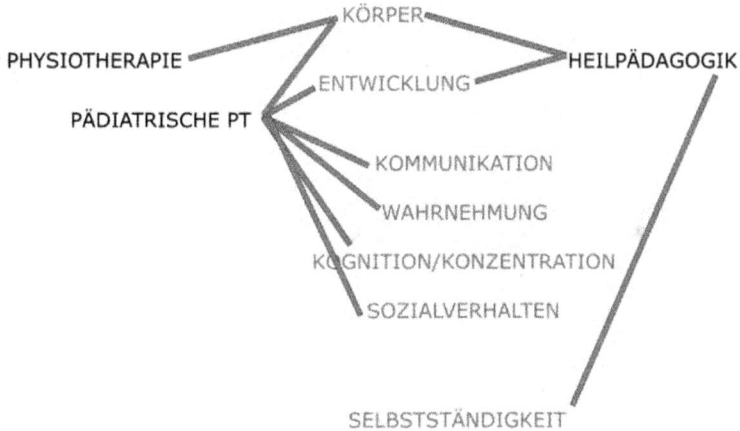

KÖRPER

PHYSIOTHERAPIE   HEILPÄDAGOGIK

PÄDIATRISCHE PT   ENTWICKLUNG

KOMMUNIKATION

WAHRNEHMUNG

KOGNITION/KONZENTRATION

SOZIALVERHALTEN

SELBSTSTÄNDIGKEIT

Problem:
Kommunikation
Interdisziplinäres Arbeiten

Wunsch:
Interdisziplinäre Fortbildungen

━━━━━━━━━━━   Explizites Wissen

┈┈┈┈┈┈┈┈┈┈┈   Implizites Wissen

Nach dem Vergleich der beiden Aufstellungen der Kärtchen ergab sich
in der überarbeiteten Version, dass für B4 sowohl die Heilpädagogik
als auch die Physiotherapie auf das Kind in seiner Gesamtheit einwirken und dadurch oft verwaschene Grenzen entstehen.

SLT B 4   - überarbeitete Version

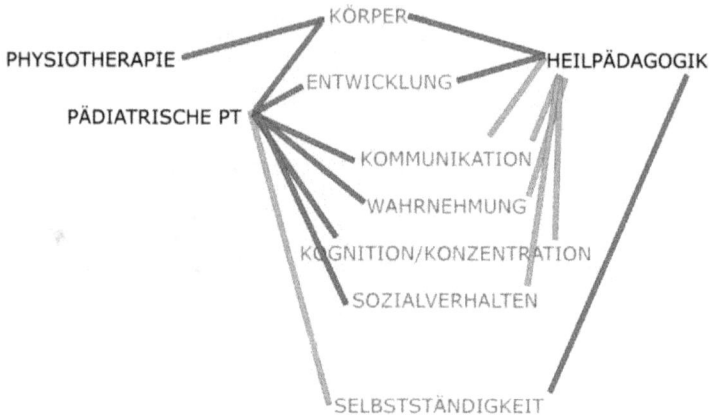

KÖRPER

PHYSIOTHERAPIE   HEILPÄDAGOGIK

ENTWICKLUNG

PÄDIATRISCHE PT

KOMMUNIKATION

WAHRNEHMUNG

KOGNITION/KONZENTRATION

SOZIALVERHALTEN

SELBSTSTÄNDIGKEIT

Problem:
Kommunikation
Interdisziplinäres Arbeiten

Wunsch:
Interdisziplinäre Fortbildungen

━━━━━━━━━━   Explizites Wissen

┄┄┄┄┄┄┄┄┄┄   Implizites Wissen

6.2. Die Gesamtergebnisse

Im folgenden Kapitel werden die Ergebnisse der einzelnen Interviews
gemeinsam präsentiert und interpretiert. Nach dem Auswertungsver-
fahren von Schmidt folgt eine Tabelle, die die Gesamtergebnisse ver-
deutlichen soll. Wie schon bei der Vorstellung der Einzelergebnisse,
möchte ich auch hier die Ergebnisse entlang der Kategorien, die sich
aus der Theorie und den erhobenen Daten ergeben haben, präsentieren.

Zu Beginn rufe ich nochmals die Forschungsfragen, die dieser Arbeit
zu Grunde liegen, in Erinnerung:

114

Wie erleben Physiotherapeutinnen der MA 10 – Fachbereich mobile Entwicklungsförderung ihr Handeln im Spannungsfeld zwischen Heilpädagogik und Medizin?

- Welches Selbstverständnis liegt der Arbeit der Physiotherapeutinnen an dieser speziellen Arbeitsstelle nach deren Einschätzung zugrunde?
- Welche Probleme ergeben sich in der täglichen Arbeit der Physiotherapeutinnen der MA 10 aus ihrer persönlichen Sicht?
- Werden Physiotherapeutinnen mit heilpädagogischen Fragestellungen konfrontiert? Wenn ja, sind sie sich dessen bewusst und mit welchen Strategien reagieren sie darauf?
- Was sind die Wünsche/Lösungsvorschläge der Physiotherapeutinnen hinsichtlich der Vermittlung/Aneignung heilpädagogischer Inhalte?

Das Verständnis von Physiotherapie im Allgemeinen

Alle befragten Physiotherapeutinnen verstehen unter Physiotherapie eine Profession, die der Medizin zuzuordnen ist und sich mit Beschwerden des menschlichen Körpers auseinandersetzt. Die Rehabilitation, ein immer wichtiger werdender Bereich der allgemeinen Physiotherapie, wird von allen Befragten nicht zu den Aufgaben der Physiotherapie gezählt. Zwei Interviewpartnerinnen beschreiben die allgemeine Physiotherapie als „ganzheitlich" – gehen jedoch nicht näher darauf ein, was sie unter diesem weitverbreiteten Begriff verstehen.

Zwei der Befragten geben als erwünschtes Ziel die Heilung bzw. die Beseitigung des Grundproblems an – die anderen beiden gehen nicht näher auf das Hauptziel der allgemeinen Physiotherapie ein, sondern äußern, sich nicht mit Zielen der allgemeinen Physiotherapie zu beschäftigen. Mit den Leitideen der allgemeinen Physiotherapie setzt sich keine der Befragten auseinander.

Diese Antworten überraschen nicht: Alle Befragten sind sich des medizinischen Verständnisses ihres Grundberufes, auf das in Kapitel 3.1 hingewiesen wurde, bewusst. Weiters nennen zwar zwei der Therapeutinnen Heilung als höchstes Ziel der allgemeinen Physiotherapie – keine scheint sich jedoch konkret darüber bewusst zu sein, auf welchem Wege die Heilung angestrebt wird; präventive Maßnahmen zählen sie nicht zum physiotherapeutischen Aufgabenbereich. Wie sich schon im Theorieteil dieser Arbeit gezeigt hat, bestätigen die Interviews, dass sich auch die Physiotherapeutinnen der MA10, die an dieser Studie teilnahmen, nicht mit dem Selbstverständnis ihres Grundberufes auseinandersetzen oder sich dessen bewusst sind.

<u>Das Selbstverständnis von pädiatrischer Physiotherapie</u>

Die pädiatrische Physiotherapie stellt für alle Befragten eine „ganzheitliche Therapieform" dar, wobei die Bedeutung dieses Begriffes in pädiatrisch-physiotherapeutischem Zusammenhang für die Therapeutinnen klar definiert ist: die pädiatrische Physiotherapie versucht, auf das Kind und nahezu alle Aspekte seiner Entwicklung einzuwirken und diese auch zu berücksichtigen. Für drei der vier Befragten steht bei der pädiatrischen Physiotherapie zwar eindeutig die motorische Entwicklung der Kinder im Vordergrund – weitere Aspekte der kindlichen Entwicklung wie Wahrnehmung, Kommunikation, Sozialverhalten und Kognition sollen allerdings auch berücksichtigt werden. Interessant ist, dass diese Bereiche oft nur durch gezieltes Nachfragen mittels der theorie- und hypothesengeleiteten Fragen von den Therapeutinnen geäußert wurden und als Bereiche des impliziten Wissens der Physiotherapeutinnen zu verstehen sind. Lediglich jene Physiotherapeutin, die eine Ausbildung zur Motopädagogin absolvierte, stellt die *gesamte Entwicklung* der Kinder *gleichwertig* ins Zentrum der pädiatrischen Physiotherapie und legt so ganz bewusst großen Wert auf die oben genannten Aspekte der Entwicklung Sozialverhalten, Kommunikation, Kognition und Aufmerksamkeit.

116

Der Einfluss der pädiatrischen Physiotherapie auf die Selbstständigkeit wird von allen Befragten als Ziel genannt, allerdings in drei der
vier Interviews nur auf Nachfragen mittels der theorie- und hypothesengeleiteten Fragen. Weitere genannte Ziele sind die Verbesserung
der Lebensqualität (zwei Nennungen), das Erlernen des Umgangs mit
bestehenden Problemen und die Erhaltung des Ist-Zustandes (jeweils
eine Nennung).

Das Verständnis der Physiotherapeutinnen von allgemeiner und pädiatrischer Physiotherapie zeigt wenige Parallelen. Differenzen in der
Denk- und Arbeitsweise (beispielsweise das Erlernen in der pädiatrischen Physiotherapie im Vergleich zum Wieder-Erlernen in der allgemeinen Physiotherapie) und der bereits erwähnte ganzheitliche Ansatz der pädiatrischen Physiotherapie sind die Hauptgründe hierfür.
Die allgemeine Physiotherapie als Grundberuf – und die Medizin als
Mutterdisziplin – wird von den Physiotherapeutinnen der MA10 aus-
geblendet.

Betrachtet man jene Antworten, die die Befragten aktiv auf die offenen Fragen gaben, und jene, die erst durch Nachfragen bzw. durch
herausfordernde Konfrontation mit den bereits geäußerten Antworten
gegeben wurden, entsteht bei der Frage nach dem Selbstverständnis
der pädiatrischen Physiotherapeutinnen der Eindruck, dass sich die
Physiotherapeutinnen selbst damit nur wenig auseinandersetzen. Dieser Umstand bestätigt die Erkenntnisse des Theorieteils: Es scheint
auch innerhalb der Physiotherapeutinnen selbst eine Wissenslücke zur
pädiatrischen Physiotherapie und dem zugrunde liegenden Selbstverständnis zu bestehen. Das Hauptaugenmerk der Therapeutinnen liegt
auf der Praxis, zugrundeliegende Theorien und ein gemeinsames Verständnis der Leitidee und auch der praxisleitenden Ideen werden von
den Physiotherapeutinnen selbst vernachlässigt. Zwar ist man sich
einig, nicht der Medizin zugehörig zu sein, eine andere Mutterdisziplin
lässt sich jedoch aus dem Selbstverständnis der pädiatrischen Physiotherapeutinnen nicht bestimmen.

Das Verständnis der Physiotherapeutinnen von Heilpädagogik

Drei der Befragten verstehen unter Heilpädagogik eine vertiefende, angepasste Pädagogik, die bei Entwicklungsschwierigkeiten regulierend einzugreifen versucht, wobei eine dieser Physiotherapeutinnen diese Definition um die Förderung von Kindern mit Behinderung ergänzt. Die vierte Therapeutin definiert Heilpädagogik in erster Linie als Spielförderung. Als Ziel äußern alle Befragten das Erreichen größtmöglicher Selbstständigkeit, eine Physiotherapeutin nennt weiters die Verbesserung der Lebensqualität. Eine Befragte betont den Einfluss der Heilpädagogik auf die Motorik.

Diese Antworten zum Verständnis der Physiotherapeutinnen von Heilpädagogik und ihren Zielen zeigen, dass die Physiotherapeutinnen über Basiswissen zur Heilpädagogik und der ihr zugrundeliegenden Ideen verfügen. Die Zuordnung der Heilpädagogik zur Pädagogik ist ihnen deutlich bewusst.

Der enge Zusammenhang zwischen jenen Zielen, die die pädiatrische Physiotherapie anstrebt, und jenen, die die Heilpädagogik verfolgt, wurde bereits im Theorieteil aufgezeigt. Die Physiotherapeutinnen erwähnen diese Ziele auch, ordnen sie jedoch weder dem Selbstverständnis der Heilpädagogik noch jenem der pädiatrischen Physiotherapie zu, sondern erwähnen diese Ziele nur beiläufig und unreflektiert auf die Frage nach ihrem Arbeitsalltag.

Das tägliche Arbeiten der Physiotherapeutinnen unter besonderer Berücksichtigung heilpädagogischer Fragestellungen

Zwei Physiotherapeutinnen sehen sich in erster Linie als Ansprechpartnerinnen für Kinder mit motorischen Problemen. Auf weiteres Nachfragen ergänzen jedoch beide dieses Aufgabengebiet um soziale Schwierigkeiten, Konzentrations- und Kommunikationsprobleme. Die anderen beiden Befragten stellen die ganzheitliche Förderung der Kinder ins Zentrum ihres täglichen Arbeitens.

Nur eine Befragte gibt an, im Kindergarten mit heilpädagogischen Fragestellungen konfrontiert zu werden und nennt: „Essen, selbstständiges An- und Ausziehen oder auch soziale Fertigkeiten wie Kommunikation, Einfügen in eine Gruppe und sich dort behaupten." Die übrigen drei nennen zwar heilpädagogische Ziele – beispielsweise Elemente der personalen und sozialen Integration – als Ziele ihres täglichen Arbeitens, differenzieren hierbei jedoch nicht zwischen jenen Zielen, die die pädiatrische Physiotherapie anstrebt, und jenen, die von anderen Fachrichtungen, so auch von der Heilpädagogik, erreicht werden wollen. Aufgrund dieser mangelnden Differenzierung ist auch keine Reflexion des eigenen Handelns und der eigenen Zielsetzungen möglich.

Auch hier zeigt sich erneut der Bedarf der Physiotherapie – und im Besonderen der pädiatrischen Physiotherapie –, sich den Anforderungen und Aufgaben des eigenen Berufes bewusst zu werden und diese auch zu reflektieren.

Etwaige Probleme

Mangelnde Kommunikation und schlechter Informationsaustausch werden von drei der Physiotherapeutinnen als Problem genannt, auch das Fehlen von ErgotherapeutInnen in den Integrationskindergärten und die schwierige Arbeit mit Eltern und anderen Professionen werden als problematisch erlebt (je eine Nennung).

Weiters fühlt sich keine der Physiotherapeutinnen durch ihre Grundausbildung ausreichend für die pädiatrische Physiotherapie vorbereitet. Jene drei Physiotherapeutinnen, die selbst Kinder haben, geben allerdings an, ihre private Rolle als Mutter habe sie viel gelehrt und sie könnten fehlendes Wissen aus dieser persönlichen Erfahrung gewinnen und in ihren beruflichen Alltag einbauen. Diese Ansicht schockiert. Denn nicht ihre Ausbildung oder eine professionelle Fortbildung lässt sie ihres eigenen Ermessens nach Expertinnen auf dem Gebiet der pädiatrischen Physiotherapie werden, sondern ihre Rolle als Mutter. Das Selbstverständnis der pädiatrischen Physiotherapie gerät hierdurch stark ins Wanken. Außerdem impliziert diese Ansicht, dass alle pädiatrischen PhysiotherapeutInnen, die keine Mütter oder Väter sind, auch keine guten pädiatrischen PhysiotherapeutInnen seien, da sie nicht auf diesen Erfahrungsschatz zurückgreifen könnten.

Wünsche und Verbesserungsvorschläge

Drei Physiotherapeutinnen wünschen sich verstärkte interdisziplinäre Zusammenarbeit – in erster Linie mit HeilpädagogInnen. Zwei Physiotherapeutinnen sehen Verbesserungsmöglichkeiten hinsichtlich des Fortbildungsangebots der Gemeinde Wien. Eine Befragte fügt dem den wertschätzenden Umgang untereinander und mit den Kindern hinzu.

In der folgenden Tabelle werden die Ergebnisse der Interviews nochmal verdeutlicht. Auch hier gilt die Farbzuordnung, die bereits in den Graphiken der Struktur-Lege-Technik in Kapitel 6.1. zur Anwendung kam.

	Körper	Ent-wick-lung	Kom-muni-kation	Wahr-neh-mung	Kogni-tion	Soz. VH	Selbst-stän-digkeit
B1	päd. PT	päd. PT	päd. PT HP	päd. PT HP	päd. PT HP	-	päd. PT HP
B2	päd. PT	päd. PT HP	päd. PT HP	päd. PT	päd. PT HP	päd. PT HP	päd. PT HP
B3	päd. PT	päd. PT	-	päd. PT	päd. PT	päd. PT	päd. PT HP
B4	päd. PT HP	päd. PT HP	päd. PT HP	päd. PT HP	päd. PT HP	päd. PT HP	päd. PT HP

Abschließend sollen die Forschungsfragen dieser Arbeit unter Bezugnahme auf den Theorieteil und die erhobenen Daten beantwortet werden:

Welches Selbstverständnis liegt der Arbeit der Physiotherapeutinnen an dieser speziellen Arbeitsstelle nach deren Einschätzung zugrunde? Die Physiotherapeutinnen sehen sich nicht klar als Angehörige eines medizinisch orientierten Berufs, eine eindeutige Zugehörigkeit zu einer anderen Mutterdisziplin ist allerdings nicht zu erkennen. Das Hauptaugenmerk der pädiatrischen Physiotherapie legen die Therapeutinnen selbst auf die motorische Entwicklung der Kinder, ergänzen dies aber in der Beschreibung ihres Arbeitsalltags um soziale und kommunikative Fähigkeiten, die Wahrnehmung und auch um Konzentration und Aufmerksamkeit. Ziel der Therapie ist das Erlangen größtmöglicher Selbstständigkeit und die Verbesserung der Lebensqualität.

Welche Probleme ergeben sich in der täglichen Arbeit der Physiotherapeutinnen der MA 10 aus ihrer persönlichen Sicht?

Die Therapeutinnen selbst sehen Probleme aufgrund der unzureichenden Grundausbildung zur/zum PhysiotherapeutIn. Außerdem klagen sie über mangelnden Informationsaustausch und schlechte Kommunikation.

Werden die Physiotherapeutinnen mit heilpädagogischen Fragestellungen konfrontiert? Wenn ja, sind sie sich dessen bewusst und mit welchen Strategien reagieren sie darauf?

Die Befragten äußerten in den Interviews neben der Behandlung motorischer Auffälligkeiten auch andere Aspekte ihrer täglichen Arbeit – etwa das Einwirken auf Kommunikation, soziale Fähigkeiten und das Verbessern der Selbstständigkeit, die klar dem heilpädagogischen Aufgabenfeld zuzuordnen sind bzw. sich im Grenzgebiet der beiden Berufe ansiedeln. Allerdings zeigt sich, dass sich die Physiotherapeutinnen dieser Konfrontation mit heilpädagogischen Fragestellungen nicht bewusst sind, da ihrer Arbeit kein klares Selbstverständnis zugrunde liegt. Sie differenzieren nicht zwischen jenen Aufgaben, die pädiatrisch-physiotherapeutischer Natur sind, und jenen, die in den

Bereich anderer Professionen fallen. Ohne ihr Handeln zu reflektieren, versuchen die Therapeutinnen, die Kinder mit den ihnen zu Verfügung stehenden Strategien bestmöglich zu unterstützen. Diese Strategien haben sich die Physiotherapeutinnen jedoch nicht durch Aus- und Fortbildungen angeeignet, sondern versuchen nach eigenen Aussagen, mit Hilfe ihrer privaten Erfahrungen als Mütter auf diese Anforderungen reagieren.

Was sind die Wünsche/Lösungsvorschläge der Physiotherapeutinnen hinsichtlich der Vermittlung/Aneignung heilpädagogischer Inhalte?

Die Physiotherapeutinnen wünschen sich sowohl verstärktes interdisziplinäres Arbeiten mit HeilpädagogInnen als auch ein spezifisches Fortbildungsangebot der Gemeinde Wien, das Wissenslücken im Bereich der Spielentwicklung und im Umgang mit Kindern mit Sinnesbehinderungen schließen soll.

Wie erleben Physiotherapeutinnen der MA 10 – Fachbereich mobile Entwicklungsförderung ihr Handeln im Spannungsfeld zwischen Heilpädagogik und Medizin?

Die befragten Physiotherapeutinnen der MA 10 – Fachbereich mobile Entwicklungsförderung sind sich des Spannungsfeldes, in dem sie arbeiten, nicht bewusst. Sie reflektieren ihr Handeln nur wenig und konzentrieren sich in erster Linie auf die praktische Arbeit. Die befragten Physiotherapeutinnen übernehmen undifferenziert jene Aufgaben, die die Kinder bestmöglich fördern – und überschreiten dabei notgedrungen öfters die Grenzen der pädiatrischen Physiotherapie. Durch die private Situation der Physiotherapeutinnen als Mütter fühlen sie sich diesen Aufgaben jedoch auch gewachsen und sehen keine fachlichen Probleme.

7 Abschließende Bemerkungen

Zusammenfassend möchte ich die wesentlichen Erkenntnisse meiner Arbeit hervorheben und auch den Forschungsprozess reflektieren. Ein kurzer Ausblick in Folgen und Auswirkungen bilden den Abschluss dieser Untersuchung.

7.1 Rückblick

Zu Beginn wurde das Grundverständnis der Begriffe *Disziplin* und *Profession* geklärt und in Bezug mit Heilpädagogik sowie Physiotherapie gebracht. Es zeigte sich, dass Heilpädagogik und Physiotherapie als Semiprofessionen zu verstehen sind. Die Heilpädagogik jedoch ist im Gegensatz zur Physiotherapie bereits als wissenschaftliche Disziplin etabliert.

Das zweite Kapitel gab ein Einblick in die Geschichte der Heilpädagogik unter besonderem Fokus auf ihre enge Verbindung mit der Medizin, um die disziplinäre Identität der Heilpädagogik näher zu ergründen. Auch die Frage nach einer einheitlichen Fachbezeichnung wurde gestellt – der Begriff Heilpädagogik scheint nach wie vor der passendste und anerkannteste zu sein. Praxisleitende Idee der Heilpädagogik ist die Erziehung, die oft um die Begriffe Förderung, Entwicklungsbegleitung, Unterricht und Therapie erweitert wird. Leitziele der Erziehung sind Bildung und auch Integration, größtmögliche Selbstständigkeit, Emanzipation und Rehabilitation.

In Kapitel drei stand die Physiotherapie im Zentrum. Auch hier wurde ein kurzer Einblick in die Entstehungsgeschichte der Physiotherapie gegeben. Die Frage nach dem Selbstverständnis der Physiotherapie ließ sich jedoch nicht so klar beantworten, wie jene nach dem disziplinären Selbstverständnis der Heilpädagogik. Zwar sind sich die PhysiotherapeutInnen selbst einig, dass die Physiotherapie eine ganzheitliche Behandlungsform bei körperlichen Problemen des Menschen ist, die in erster Linie mittels Therapie und Rehabilitation die Heilung einer Krankheit bzw. eines Defizites anstrebt – ihre wissenschaftliche Etablierung scheint jedoch noch ein weiter Weg zu sein.

Anschließend beschäftigte ich mich mit der pädiatrischen Physiotherapie, die ein Randgebiet der allgemeinen Physiotherapie darstellt. Das Selbstverständnis der pädiatrischen Physiotherapie ist nicht definiert, wissenschaftliche Auseinandersetzungen mit dieser Thematik sind nicht zu finden. In Anlehnung an die allgemeine Physiotherapie lassen sich Therapie und Förderung als praxisleitende Grundideen festlegen, deren Ziel das Erlangen größtmöglicher Selbstständigkeit, personale und soziale Integration und Empowerment darstellen. Ein weiterer wesentlicher Bestandteil der pädiatrischen Physiotherapie ist das *Erlernen* vieler Fähigkeiten unter den besonderen Voraussetzungen des Kindes.

Durch die enge Verknüpfung von Heilpädagogik und pädiatrischer Physiotherapie im Kindergarten stellt Arbeitsstelle in den Integrationskindergärten der Gemeinde Wien eine besondere Herausforderung an die Physiotherapeutinnen dar.

7.2. Reflexion des Forschungsprozesses

Eine meiner Befürchtungen zu Beginn der Datenerhebung war, dass mein persönliches Verhältnis zu den Interviewpartnerinnen und meine eigenen Erfahrungen bei der MA 10 – Fachbereich mobile Entwicklungsförderung eine Schwierigkeit beim Forschungsprozess darstellen könnte. Diese Befürchtung bestätigte sich jedoch nicht. Wie sich im Laufe des Forschungsprozesses ergab, konnte ich eben dieses persönliche Verhältnis und meine Erfahrung sogar positiv nutzen: Der Kontakt zu den Interviewpartnerinnen war bereits gegeben – ich konnte problemlos die Interviewtermine mit den Physiotherapeutinnen vereinbaren und mich hierbei auch auf meine ehemaligen Arbeitskolleginnen verlassen. Bei den Interviews herrschte nach Aussage der Befragten eine entspannte Atmosphäre.

Es zeigte sich, dass die Wahl der halbstandardisierten Interviews als Methode treffend war, da die verschiedenen Fragetypen, die das halbstandardisierte Interview beinhaltet, sowohl das implizite als auch das explizite Wissen der Physiotherapeutinnen erfragte. Die Konfrontationsfragen regten die Befragten zur Reflexion an und zeigten ihnen auch ihr unbewusstes und oft auch unüberdachtes, undiffereziertes Denken und Handeln. Die in der Literatur erwähnte Irritation der Befragten aufgrund dieser Konfrontationsfragen konnte durch mein gutes persönliches Verhältnis zu eben diesen vermieden werden.

Eine Schwierigkeit ergab sich meiner Ansicht nach bei der Struktur-Lege-Technik. Das halbstandardisierte Interview gibt vor, dass der/die InterviewerIn nach einer ersten Inhaltsanalyse die Karten entsprechend der Aussagen der InterviewpartnerInnen vorbereitet und eine erste Aufstellung dieser Kärtchen vornimmt. Doch durch meine Vorbereitung der Kärtchen (Zusammenfassung ähnlicher Begriffe, Finden eines Überbegriffes, Auswahl der Kärtchen nach Gewichtung der im Interview erwähnten Begriffe) wurde die Denkweise der Physiotherapeutinnen schon in eine bestimmte Richtung gelenkt – eine völlig freie Reflexion der eigenen Aussagen schien dadurch nicht möglich.

Für weitere Forschungsvorhaben, die mit dieser Methode arbeiten wollen, wäre ein möglicher Lösungsvorschlag, dass die Befragten selbst ebenfalls Kärtchen vorbereiten – sie entsprechend ihrer eigenen Aussagen selbstständig auswählen, beschriften und anschließend auch anordnen. Bei dem zweiten Termin könnte so nicht nur die Anordnung der Kärtchen, sondern auch deren Auswahl von der/vom InterviewerIn und den InterviewpartnerInnen überprüft und reflektiert werden.

7.3 Die wichtigsten Ergebnisse im Überblick

Die Interviews mit den Physiotherapeutinnen zeigten, dass sich die Physiotherapeutinnen selbst nicht klar als medizinische Fachkräfte sehen, obwohl sich ihre Ausbildung nahezu auf den medizinischen und motorischen Aspekt der kindlichen Entwicklung beschränkt. Die Physiotherapeutinnen der MA10 sind sich selbst nicht im Klaren darüber, welcher Mutterdisziplin die pädiatrische Physiotherapie zuzuordnen ist. Es scheint, als übernehmen die Therapeutinnen undifferenziert und unreflektiert weitgehend all jene Aufgaben, die das Kind fördern und unterstützen. Doch da sie durch ihre Ausbildung nicht darauf vorbereitet wurden, versuchen die Physiotherapeutinnen im Sinne der Kinder, durch das Zurückgreifen auf private Erfahrungen auf deren Bedürfnisse zu reagieren.

Nach der Reflexion der subjektiven Theorien der Physiotherapeutinnen in den Interviews durch die Konfrontationsfragen und bei der Struktur-Lege-Technik wurden sich die Therapeutinnen ihres Handelns bewusster, begannen ihr Arbeiten zu hinterfragen und äußerten den Wunsch nach verbessertem interdisziplinärem Arbeiten und Fortbildungen.

7.4 Ausblick

Wie in der Einleitung erwähnt, fördern und therapieren die Physiotherapeutinnen der MA 10 – Fachbereich mobile Entwicklungsförderung einen großen Teil jener Kinder, die in den 253 Integrationsgruppen und 29 heilpädagogischen Gruppen der Kindergärten der Gemeinde Wien betreut werden (o.A. 2011a, 1). Da Wissen und Handeln nach Schulz (1998, 7) in engem Zusammenhang stehen und die optimale Förderung der nahezu 2.000 Kinder in Wiens Integrationskindergärten nur dann gewährleistet sein kann, wenn die Physiotherapeutinnen auch bei der Konfrontation mit oben erwähnten heilpädagogischen

126

Fragestellungen auf Expertinnenwissen zurückgreifen können, sollte dem Wunsch der Physiotherapeutinnen nach verstärkter Unterstützung im interdisziplinären Team und nach Fortbildungen hinsichtlich heilpädagogischen Grundwissens nachgekommen werden. Die Gemeinde Wien bietet ihren Angestellten eine Vielzahl an Fortbildungen an (o.A. 2011b) – wünschenswert wäre ein Angebot, das auf die besonderen Bedürfnisse der Physiotherapeutinnen der MA 10 – Fachbereich mobile Entwicklungsförderung zugeschnitten ist.

Literaturverzeichnis

Ahrbeck, B. (1996). Psychiatrie und Heilpädagogik. In: Behinderten-pädagogik 35(1), 55 – 69

Antonu, G. (2007). Tiere im Dienste der Pädagogik. Möglichkeiten und Grenzen des Einsatzes von Tieren zur Unterstützung bei pädagogischen Aufgaben im sonderpädagogischen Zentrum. Diplomarbeit Universität Wien

Ayres, A.J. (2002). Bausteine der kindlichen Entwicklung. Berlin u.a.: Springe

Bach, H. (1999). Grundlagen der Sonderpädagogik. Bern: Haupt

Benkmann R. (1998). Entwicklungspädagogik und Kooperation. Sozial-konstruktivistische Perspektiven der Förderung von Kindern mit gravierenden Lernschwierigkeiten in der allgemeinen Schule. Weinheim: Deutscher Studienverlag

Bernard, K. (1999). Grundlegende Therapiekonzepte. In: Hartmanns-gruber, R., Wenzel, D. (Hrsg.). Physiotherapie. Pädiatrie. Band 12. Stuttgart u.a.: Thieme, 77 - 146

Bickel, H. (2004). Die Psychoanalyse als disziplinlose Wissenschaft. Dissertation Universität Innsbruck

Biewer, G. (2000). Pädagogische und philosophische Aspekte der Debatte über Selbstbestimmung von Menschen mit geistiger Behinderung. In: Zeitschrift für Heilpädagogik 51(6), 240 – 244

Biewer, G. (2005). Die Rechte von Menschen mit Behinderung und die Aufgaben der Heilpädagogik. URL unter: http://www.dieuniversitaet-online.at/dossiers/beitrag/news/die-rechte-von-menschen-mit-behinderungen-und-die-aufgaben-der-heilpadagogik-2/251/neste/1.html (Stand: 17. Februar 2011), 1-2

Biewer, G. (2009). Grundlagen der Heilpädagogik und Inklusiven Pädagogik. Bad Heilbrunn: Klinkhardt

Bildungsagentur – Verein zur Förderung alternativer Bildungspro-gramme (Hrsg., 2009). Wiener Schulführer. URL unter: http://www.schulfuehrer.at/application

/sf/main.asp?iID=ui&frmid=6&eb=14 (Stand: 20. November 2009)

Bleidick, U. (1978). Pädagogik der Behinderten. Grundzüge einer Theorie der Erziehung behinderter Kinder und Jugendlicher. 3. Vollständig neubearbeitete und erweiterte Auflage. Berlin: Marhold

Bleidick, U. (1997). Einführung in die Behindertenpädagogik. 5. Auflage. Stuttgart: Kohlhammer

Bleidick, U. (1999). Behinderung als pädagogische Aufgabe. Behinderungsbegriff und behindertenpädagogische Theorie. Stuttgart u.a.: Kohlhammer

Burns, Y. (1999). Besondere Problemstellungen in der physiotherapeutischen Behandlung von Kindern. In: Burns, Y. und MacDonald, J. (Hrsg.). Arbeitsfeld Pädiatrie. Physiotherapie mit Kindern und Jugendlichen. Stuttgart und New York: Thieme, 340-360

Burns, Y., Higgins, C. (1999). Physiotherapeutische Untersuchung des Kindes. In: Burns, Y., MacDonald, J. (Hrsg.). Arbeitsfeld Pädiatrie. Physiotherapie mit Kindern und Jugendlichen. Stuttgart und New York: Thieme, 68-85

Croker, A., Kentish, M. (2005). Physiotherapeutische Arbeitsfelder im Bereich der Vorschule und Schule. In: Burns, Y., MacDonald, J. (Hrsg.). Arbeitsfeld Pädiatrie. Physiotherapie mit Kindern und Jugendlichen. Stuttgart und New York: Thieme, 97-104

Datler, W. (2006). Die psychoanalytische Behandlung – ein Bildungsprozess? In: Fröhlich, V., Göppel, R. (Hrsg.). Bildung als Reflexion über die Lebenszeit. Psychosozial-Verlag: Gießen, 90 - 110

Datler, W., Felt, U. (1996): Psychotherapie – eine eigenständige Disziplin? In: Prinz, A. (Hrsg.). Psychotherapie – eine neue Wissenschaft vom Menschen. Wien u.a.: Springer, 45 – 73

Denk, E. (2009). Physiotherapie in der Rehabilitation und Sporttherapie. URL unter: http://www.unfallchirurgen.at /download/agenda/27_denk.pdf (Stand: 11. September 2009), 4

Dettmer, U. u.a. (Hrsg.) (2005). Fachbegriffe Physiotherapie. Troisdorf: Bildungsverlag EINS

Dewe, B. u.a. (1992). Erziehen als Profession. Zur Logik professionellen Handelns in pädagogischen Feldern. Opladen: Leske + Budrich

Dölken M. (1999). Leitsymptome in der Orthopädie. In: Dölken, M., Hüter-Becker, A. (Hrsg.). Physiotherapie in der Orthopädie. Stuttgart: Thieme, 122-131

Flick, U. (1995). Qualitative Forschung. Theorie, Methoden, Anwendung in Psychologie und Sozialwissenschaften. Reinbek bei Hamburg: rowohlt

Flick, U. u.a. (2003). Qualitative Sozialforschung. Ein Handbuch. Reinbeck bei Hamburg: rororo

Flick, U. (2007). Qualitative Sozialforschung. Eine Einführung. Vollständig überarbeitete und erweiterte Neuausgabe. Reinbek bei Hamburg: rowohlt

Freidson, E. (1979). Der Ärztestand. Berufs- und wissenschaftssoziologische Durchleuchtung einer Profession. Stuttgart: Enke

Georgens J.D., Deinhardt, M. (1861; 1979). Die Heilpädagogik. Mit besonderer Berücksichtigung der Idiotie und der Idiotenanstalten. Reprographischer Nachdruck der Erstausgabe in der „Giessener Dokumentationsreihe" Heil- und Sonderpädagogik, Band 7. Institut für Heil- und Sonderpädagogik Giessen, 43-45

Glaser B., Strauß A., (1967). The Discovery of Grounded Theory: Strategies for Qualitative Research. Chicago: Aldine Publishing Co

Göll, D. (2008). Anwendbarkeit des pädagogischen Konzepts Emmi Piklers in der Physiotherapie mit Kindern. Diplomarbeit Universität Wien

Grosch, G. (1996). Kurze Geschichte der Physiotherapie. In: Hüter-Becker, A. u.a. (Hrsg.). Physiotherapie. Psychologie, Pädagogik, Wissenschaftliches Arbeiten, Geschichte. Band 3. Stuttgart u.a.: Thieme, 231-254

Gröschke, D. (1997). Praxiskonzepte der Heilpädagogik. 2. Auflage. München: Reinhardt

Gruber, E. (2001). Trends und Perspektiven eines Berufsfeldes. Wien: Facultas

Haeberlin, U. (1996). Heilpädagogik als wertgeleitete Wissenschaft. Bern u.a.: Haupt

Hanselmann, H. (1976). Einführung in die Heilpädagogik. Praktischer Teil. 9. Auflage. Zürich u.a.: Rotapfel-Verlag

Harms, M. (2004). ZIPT – Die Zukunftsinitiative in der Physiotherapie. In: Physiotherapie. Zeitschrift von Physio Austria, dem Bundesverband der PhysiotherapeutInnen Österreichs. Nr. 4/2003, 26-28

Hartmannsgruber, R. (1999). Prinzipien und Ziele der Physiotherapie in der Pädiatrie. In: Hartmannsgruber, R., Wenzel, D. (Hrsg.). Physiotherapie. Pädiatrie. Band 12. Stuttgart u.a.: Thieme, 73 – 75

Havelka, O. (2007). Kraft haben und geben. In: inform. Zeitschrift von Physio Austria, dem Bundesverband der PhysiotherapeutInnen Österreichs. Dezember 2007, 6-8

Havelka, O. (2008a). Vom Hilfsdienst zum Doktor der Physiotherapie. Die Geschichte der PT-Ausbildung in Österreich. In: inform. Zeitschrift von Physio Austria, dem Bundesverband der PhysiotherapeutInnen Österreichs. Nr. 4/2008, 7-9

Havelka, O. (2008b). Auf dem Weg nach Bologna. Was geschah in Bologna? In: inform exklusiv. Nr. 4/2008, 11-12

Heitger, M. (1984). Über den Bildungsauftrag gegenüber dem behinderten Menschen. In: Datler, W. u.a. (Hrsg.). Interdisziplinäre Aspekte der Sonder- und Heilpädagogik. Sonder- und Heilpädagogik in Auseinandersetzung mit Pädagogik, Tiefenpsychologie, Psychotherapie und Kommunikationstheorie. München u.a.: Ernst Reinhardt Verlag, 18-28

Hellbrügge, T. (1985). Die kinderärztliche Entscheidungskompetenzim Bereich der Heilpädagogik. In: Gerber, G. u.a. (Hrsg.). Der Beitrag der Wissenschaften zur interdisziplinären Sonder- und Heilpädagogik. Wien: Selbstverlag, 33 – 49

Horak, A. und Neudecker, B. (2000). Sonder- und Heilpädagogik als Beruf?. Eine empirische Untersuchung zur beruflichen Situation von AbsolventInnen des Studiums der Pädagogik /Sonder- und Heilpädagogik an der Universität Wien. Wien: Literas

Iben, G. (1985). Zum Verhältnis von Heilpädagogik und Medizin aus pädagogischer Sicht. In: Gerber, G. u.a. (Hrsg.). Der Beitrag der Wissenschaften zur interdisziplinären Sonder- und Heilpädagogik. Wien: Selbstverlag, 51 – 59

Jung-Kappeler, (1999). Physiotherapie bei geistigen Behinderungen, Problematik der Mehrfachbehinderung. In: Hartmannsgruber, R., Wenzel, D. (Hrsg.). Physiotherapie. Pädiatrie. Band 12. Stuttgart u.a.: Thieme, 381-386

Kobi, E. (2004). Grundfragen der Heilpädagogik. Eine Einführung in heilpädagogisches Denken. 6. Bearbeitete und ergänzte Auflage. Bern u.a.: Haupt

Krawitz, R. (1996). Pädagogik statt Therapie. Vom Sinn individualpädagogischen Sehens, Denkens und Handelns. 3. überarbeitete Auflage. Bad Heilbrunn: Klinkhardt

Leinich, T. (2007). Ohne Arzt zur Physiotherapie. In: inform. Zeitschrift von Physio Austria, dem Bundesverband der PhysiotherapeutInnen Österreichs. 12/2007, 24f

Mayer H., van Hilten, E. (2007). Einführung in die Physiotherapieforschung. Wien: Facultas

Mayring, P. (2002). Einführung in die qualitative Sozialforschung. Eine Anleitung zu qualitativem Denken. Landsberg: Beltz

Mériaux-Kratochvila, S. (2004). Ein Berufsbild im Wandel. In: Physiotherapie. Zeitschrift von Physio Austria, dem Bundesverband der PhysiotherapeutInnen Österreichs. Nr. 4/2004, 8f

Meyers Lexikonredaktion (1998, Hrsg.). Meyers großes Taschenlexikon in 24 Bänden. Band 5. Mannheim u.a.: B.I.-Taschenbuchverlag

Mohay, H. (2009a). Einführung. In: Burns, Y., MacDonald, J. (Hrsg.). Arbeitsfeld Pädiatrie. Physiotherapie mit Kindern und Jugendlichen. Stuttgart und New York: Thieme, 1

Mohay, H. (2009b). Kind, Familie und Therapeut. In: Burns, Y., MacDonald, J. (Hrsg.). Arbeitsfeld Pädiatrie. Physiotherapie mit

Kindern und Jugendlichen. Stuttgart und New York: Thieme, 2-17

Moor, P. (1969). Heilpädagogik. Ein pädagogisches Lehrbuch. 2., unveränderte Auflage. Bern u.a.: Hans Huber Verlag

Moser V. (2003). Konstruktion und Kritik. Sonderpädagogik als Disziplin. Opladen: Leske und Budrich

mtD-Gesetz (1996). URL unter: www.physioaustria.at/WORDPRESS/wp-content/uploads/2007/07/mtd_gesetz_juni07.pdf (Stand: 1. Juni 2008)

o.A. (2005). Die große Herausforderung heißt Prävention. In: inform. Zeitschrift von Physio Austria, dem Bundesverband der PhysiotherapeutInnen Österreichs. 12/2005, 4-5

o.A. (2008). Mobile Entwicklungsförderung für Kinder - Wiener Kindergärten (MA 10). URL unter www.wien.gv.at/bildung/kindergarten/abteilung/ entwicklungsfoerderung.html#inhalt (Stand 1. Juni 2008), 1

o.A. (2009a). Ihr Studium im Überblick. URL unter http://www.fh-campuswien.ac.at/studium/ gesundheit/bachelor/physiotherapie/_berblick/ (Stand: 28. Oktober 2009) , 1

o.A. (2009b). Studienplan, Pädagogik SE. URL unter http://www.fh-campuswien.ac.at/studium/gesundheit/ bachelor/physiotherapie/studienplan/?LvId=6312 (Stand: 29. Oktober 2009), 1

o.A. (2009c). Studienplan, Behindertensport UE. URL unter http://www.fh-campuswien.ac.at/studium/gesundheit/bachelor /physiotherapie/studienplan/?LvId=6339 (Stand: 29. Oktober 2009), 1

o.A. (2011a). Integration und Entwicklung von Kindern mit Behinderung - Wiener Kindergärten (MA 10). URL unter: www.wien.gv.at/ bildung/kindergarten/abteilung/integration.html (Stand 19. April 2011), 1-2 o.A. (2011b). Aus- und Weiterbildung für Bedienstete der Stadt Wien. URL unter: http://www.wien.gv.at/menschen/gleichbehandlung/themen/bild ung.html (Stand 30. Juni 2011), 1

Pschyrembel (1999). Klinisches Wörterbuch. 259., neu bearbeitete Auflage. Berlin u.a.: Walter de Gruyter Verlag

Physio Austria (2006). Erste MTD-Fachhochschulen starten 2006. In: Physiotherapie. Zeitschrift von Physio Austria, dem Bundesverband der PhysiotherapeutInnen Österreichs. Nr. 1/2006, 13

Physio Austria (2009a). Was ist Physiotherapie? Wien: Eigenverlag

Physio Austria (2009b). Berufsprofil der/der Diplomierten Physiotherapeutin/Physiotherapeuten. In: Physiotherapie. Zeitschrift von Physio Austria, dem Bundesverband der PhysiotherapeutInnen Österreichs. Nr. 1a/2009, 3-66

Schämann, A. (2006). Akademisierung und Professionalisierung der Physiotherapie. Der studentische Blick auf die Profession. Idstein: Schulz-Kirchner Verlag

Schewior-Popp, S. (1996). Pädagogik. In: Hüter-Becker, A. u.a. (Hrsg.). Physiotherapie. Psychologie, Pädagogik, Soziologie, Berufslehre, Wissenschaftliches Arbeiten, Geschichte. Band 3. Stuttgart u.a.: Thieme, 35-72

Schmidt, C. (1997). Am Material. Auswertungstechniken für Leitfadeninterviews. In: Friebertshäuser, B., Prengel, A. (Hrsg.). Handbuch Qualitative Forschungsmethoden in der Erziehungswissenschaft. Weinheim, München: Juventa, 544-568

Schön, B. (2005). Therapie statt Erziehung? Chancen und Probleme der Therapeutisierung pädagogischer und sozialer Arbeit. Frankfurt: VAS

Schorr, K.E. (1987). Wie ist Professionalisierung im Bereich der Weiterbildung möglich? In: Harney, K. (Hrsg.). Professionalisierung der Erwachsenenbildung: Fallstudien-Materialien-Forschungsstrategien. Frankfurt am Main: Lang, 276-304

Schulz, W. (1998). Expertenwissen. Soziologische, psychologische und pädagogische Perspektiven. Opladen: Leske + Budrich

Schwendenwein W. (1990). Profession, Professionalisierung, professionelles Handeln. In: Alisch L.M. u.a. (Hrsg.). Professionswissen und Professionalisierung. Braunschweig: Braunschweiger Studien zur Erziehungs- und Sozialarbeitswissenschaft, 359-381

Söllner, A. (2007). Zeig, was Du kannst. München u.a.: Pflaum

Speck, O. (2008). System Heilpädagogik. Eine ökologisch reflexive Grundlegung. 6., neu bearbeitete Auflage. München u.a.: Ernst Reinhardt Verlag

Steinke I. (2003). Gütekriterien qualitativer Forschung. In: Flick U. u.a. (Hrsg.). Qualitative Forschung. Reinbeck bei Hamburg: rororo

Stowasser M. u.a. (1994). Stowasser. Lateinisch-deutsches Schulwörterbuch. München: Oldenbourg

Strehl, E. (1999). Neuralrohrdefekte. In: Hartmannsgruber, R., Wenzel, D. (Hrsg.). Physiotherapie. Pädiatrie. Band 12. Stuttgart u.a.: Thieme, 337-380

Strachota, A. (2002). Heilpädagogik und Medizin. Eine Beziehungsgeschichte. Wien: Literas

Terhart, E. (1990). Professionen in Organisationen: Institutionelle Bedingungen der Entwicklung von Professionswissen. In: Alisch, L.-M. u.a. (Hrsg.). Professionswissen und Professionalisierung. Braunschweiger Studien zur Erziehungs- und Soziarbeitswissenschaft, Bd. 28, Sonderband in Zusammenarbeit mit der Zeitschrift Empirische Pädagogik. Braunschweig, 151-170

Theis-Scholz, M. (1999). Auswirkungen gesellschaftlichen Wandels in den sonderpädagogischen Handlungsfeldern. In: Sonderpädagogik 29(2), 108 - 115

Theunissen, G. (1997). Empowerment – Wegweisereiner kritisch-konstruktiven Heilpädagogik. In: Behindertenpädagogik 36(4), 373 – 380

Toifl, K. (1985). Beitrag der Sonder- und Heilpädagogik zur Therapie und Rehabilitation in der Kinderneurologie. In: Gerber, G. u.a. (Hrsg.). Der Beitrag der Wissenschaften zur interdisziplinären Sonder- und Heilpädagogik. Wien: Selbstverlag, 251 – 259

VKKJ (2011). Verantwortung und Kompetenz für besondere Kinder und Jugendliche. URL unter: http://www.vkkj.at/home (Stand: 3. Mai 2011), 1

Vock, S. (2008). Tiergestützte Therapie und Pädagogik. Diplomarbeit Universität Wien

WCPT (2004a). Kernstandards der Physiotherapie I. In: Beilage zu Physiotherapie. Zeitschrift von Physio Austria, dem Bundesverband der PhysiotherapeutInnen Österreichs. Nr. 1/2004, 2-11

WCPT (2004b). Kernstandards der Physiotherapie II. In: Beilage zu Physiotherapie. Zeitschrift von Physio Austria, dem Bundesverband der PhysiotherapeutInnen Österreichs. Nr. 2/2004, 2-6

WCPT (2004c). Kernstandards der Physiotherapie I. In: Beilage zu Physiotherapie. Zeitschrift von Physio Austria, dem Bundesverband der PhysiotherapeutInnen Österreichs. Nr. 3/2004, 2-11

WCPT (2007). Declarations of Principle. URL unter: http://www.wcpt.org/sites/ wcpt.og/files/files/ WCPT-Declarations_of_Principle.pdf (Stand: 30. Oktober 2009), 7-20

Wenzel, D., Heininger, U. (1999) Zentrale Paresen. In: Hartmannsgruber, R., Wenzel, D. (Hrsg.). Physiotherapie. Pädiatrie. Band 12. Stuttgart u.a.: Thieme, 169-275

Wenzel, D. (1999). Neuromuskuläre Erkrankungen. In: Hartmannsgruber, R., Wenzel, D. (Hrsg.). Physiotherapie. Pädiatrie. Band 12. Stuttgart u.a.: Thieme, 306-336

Wolf, M (2005). Komm, spiel mit mir! Die Bedeutung des Spiels in der kindlichen Entwicklung von 0-6 Jahren. In: Hüter-Becker, A., Dölken, M. (Hrsg.). Physiotherapie in der Pädiatrie. Stuttgart: Thieme, 33-48

Wulf, D. (2007). Physiotherapeutische Untersuchung, Behandlungsprinzipien und Planung. In: Hüter-Becker, A., Brüggemann, K. (Hrsg.). Physiotherapie in der Neurologie. Stuttgart, New York: Thieme, 124-125

Anhang

Abstract

In Wiens Integrationskindergärten arbeiten neben PsychologInnen, SonderkindergartenpädagogInnen, SonderhortpädagogInnen und SprachheilpädagogInnen auch pädiatrische Physiotherapeutinnen der MA 10. Die pädiatrische Physiotherapie wird – wie auch die allgemeine Physiotherapie – klar der Medizin zugeordnet. Wirft man jedoch einen Blick auf das alltägliche Arbeiten der pädiatrischen Physiotherapeutinnen, scheinen mehrere Überschneidungen mit der Heilpädagogik hinsichtlich des Gegenstands- und Aufgabenbereiches gegeben. Auch die Auseinandersetzung mit sowohl heilpädagogischer als auch pädiatrisch-physiotherapeutischer Fachliteratur zeigt die teilweise durchlässigen Grenzen und die Überschneidungen zwischen Heilpädagogik und pädiatrischer Physiotherapie.

Vor dem Hintergrund langjähriger Erfahrung und der theoretischen Auseinandersetzung mit diesem Thema entwickelte sich die Fragestellung, die dieser Studie zugrunde liegt: Wie erleben Physiotherapeutinnen der MA 10 – Fachbereich mobile Entwicklungsförderung ihr Handeln im Spannungsfeld zwischen Heilpädagogik und Medizin?

Nach der Befragung der Physiotherapeutinnen der MA 10 (halbstandardisiertes Interview, Struktur-Lege-Technik) und der Auswertung der gewonnenen Daten (qualitative Inhaltsanalyse) zeigte sich unter anderem, dass die befragten Physiotherapeutinnen das Spannungsfeld zwischen Heilpädagogik und Medizin an ihrer Arbeitsstelle nicht bewusst erleben und dementsprechend unreflektiert agieren. Ein Grund hierfür liegt darin, dass sich die befragten Physiotherapeutinnen selbst – trotz ihrer medizinischen Grundausbildung – nicht der Medizin zugehörig fühlen. Die Auseinandersetzung mit ihrer eigenen Sichtweise innerhalb der Struktur-Lege-Technik konnte eine erste Reflexion hinsichtlich des mangelnden Selbstverständnisses bei den befragten Physiotherapeutinnen anregen. Zudem zeigte sich, dass sich die befragten Physiotherapeutinnen durch die medizinische Ausbildung für ihre spezielle Arbeit nicht ausreichend ausgebildet fühlen. Sie versuchen, fehlende Kenntnisse durch ihre Erfahrungen im privaten Bereich auszugleichen.

Aus diesen zentralen Ergebnissen kann man schließen, dass die Kinder, die in einem Integrationskindergarten der Stadt Wien untergebracht sind, nicht optimal betreut werden. Das unreflektierte und damit unprofessionelle Agieren der befragten Physiotherapeutinnen zeigt den großen Handlungsbedarf hinsichtlich der Aus- und Fortbildung der pädiatrischen Physiotherapeutinnen. Sowohl in der Grundausbildung zur/zum PhysiotherapeutIn, als auch in Fortbildungen zur pädiatrischen Physiotherapie sollte auf heilpädagogische Inhalte und Kompetenzen eingegangen werden.

Abstract

Besides psychologists, special kindergarten teachers and linguistic welfare pedagogues paediatric physiotherapists work in the integration-kindergartens of Vienna. Paediatric physiotherapy is – as well as general physiotherapy – clearly associated with medicine. However, throwing a glance at the everyday work of the paediatric physiotherapists, several overlappings with special education concerning the leading ideas, the aims and the practise-leading ideas seem obvious. Also the analysis of both special educational and paediatric-physiotherapy subject literature shows the blurred boundaries and the overlap of special education and paediatric physiotherapy.

Against the background of my personal experience and the theoretical discussion I developed the question which forms the basis of this diploma thesis: How do physiotherapists of the MA 10 experience their actions in the tension field between special education and medicine?

After the survey of the paediatric physiotherapists of the MA 10 (semi-strandardized interview, structure-laying-technique) and the evaluation of the collected data (qualitative content analysis), it showed that the questioned physiotherapists are not aware of the tension between special education and medicine at their working place. Therefor their actions are unreflected. One reason for this is that the surveyed physiotherapists do not feel associated to medicine – despite their medical education. Based on this I found out that the questioned physiotherapists don't feel properly trained for their daily work. Through their private experience they try to compensate their lack of professional knowledge.

This leads to the conclusion that the children who attend an integration kindergarten of Vienna are not well cared for. The unreflected and unprofessional actions of the surveyed physiotherapists show the great need for action regarding the training of paediatric physiotherapists. The confrontation with their own views within the structure-laying-technique stimulated a first reflection on the lack of self-understanding among the surveyed physiotherapists.

Besides the already mentioned need to improve the education and training of paediatric physiotherapists, the urgend need of discussion regarding the self-understanding among the paediatric physiothera-pists themselves is obvious.

INTERVIEW-LEITFADEN

Forschungsfrage und Subfragen

Wie erleben Physiotherapeutinnen der MA 10 – Fachbereich mobile Entwicklungsförderung ihr Handeln im Spannungsfeld zwischen Heilpädagogik und Medizin?

Subfragen:

- Welches disziplinäre Selbstverständnis liegt der Arbeit der Physiotherapeutinnen an dieser speziellen Arbeitsstelle nach deren Einschätzung zugrunde?
- Welche Probleme ergeben sich in der täglichen Arbeit der Physiotherapeutinnen der MA 10 aus ihrer persönlichen Sicht?
- Werden Physiotherapeutinnen mit heilpädagogischen Fragestellungen konfrontiert? Wenn ja, sind sie sich dessen bewusst und mit welchen Strategien reagieren sie darauf?
- Was sind die Wünsche/Lösungsvorschläge der Physiotherapeutinnen hinsichtlich der Vermittlung/Aneignung heilpädagogischer Inhalte?

Interviewleitfaden

PHASE 1: Einstieg in das Interview
- Bedanken für die Bereitschaft zum Interview
- Zweck des Interviews, Thema
- Dauer, Aufzeichnung auf Tonträger, Transkription, Anonymisierung
- Fragen?

PHASE 2: Kurzfragbogen
- Aufklärung Kurzfragebogen
- Ausfüllen Kurzfragebogen

PHASE 3: Hauptteil Interview

Thema 1 – Disziplinäres Selbstverständnis der Physiotherapeutinnen der MA 10

Thema 1: offene Fragen
- Was verstehen Sie unter Physiotherapie und im Speziellen unter pädiatrischer Physiotherapie?
- Womit setzt sich die Physiotherapie in der Pädiatrie aus Ihrer Sicht auseinander?
- Welche Ziele werden aus Ihrer Sicht in der pädiatrischen Physiotherapie verfolgt?

Thema 1: Theorie- und hypothesengerichtete Fragen
- Stellt die pädiatrische Physiotherapie für Sie ein ‚Randgebiet‘ der Physiotherapie dar? Welche Gründe hat das?
- Sehen Sie Differenzen in der Arbeitsweise von ‚allgemeiner‘ Physiotherapie und pädiatrischer Physiotherapie?
- Sehen Sie Differenzen in der Zielsetzung von ‚allgemeiner‘ Physiotherapie und pädiatrischer Physiotherapie?

Thema 1: Mögliche Konfrontationsfragen
- Geht es der pädiatrischen Physiotherapie aus Ihrer Sicht tatsächlich um ‚Heilung‘? Wie definieren Sie ‚Heilung‘?
- Nehmen Sie lediglich Einfluss auf das zu behandelnde Kind?
- Steht die ‚Beseitigung‘ des Grundproblems für Sie im Zentrum der Therapie?

Thema 2 – Heilpädagogik aus Sicht der Physiotherapeutinnen der MA 10

Thema 2: offene Fragen
- Was verstehen Sie unter ‚Heilpädagogik‘?
- Womit setzt sich Heilpädagogik aus Ihrer Sicht auseinander?
- Welche Ziele werden aus Ihrer Sicht in der Heilpädagogik verfolgt?
- Wie werden Sie in Ihrem beruflichen Umfeld mit Heilpädagogik konfrontiert?

Thema 2: Theorie- und hypothesengerichtete Fragen
- Wer sind die AdressatInnen der Heilpädagogik?

- Was verstehen Sie unter ‚Erziehung‘?
- Was verstehen Sie unter ‚Förderung‘?
- Was verstehen Sie unter ‚Entwicklungsbegleitung‘?
- Was verstehen Sie unter ‚Therapie‘?
- Sehen Sie Parallelen in der Zielsetzung der Heilpädagogik und der pädiatrischen Physiotherapie?

Thema 2: Mögliche Konfrontationsfragen
- Unterscheidet sich der heilpädagogische Therapiebegriff tatsächlich von dem, der in der pädiatrischen Physiotherapie gebraucht wird?
- Wie differenzieren Sie nun Ihre Arbeitsweise und Ihre Zielsetzungen von heilpädagogischem Arbeiten und heilpädagogischen Zielsetzungen?
- Beschäftigen sich nur die SonderkindergartenpädagogInnen mit heilpädagogischen Fagestellungen?
- Beeinflusst das heilpädagogische Arbeiten der SonderkindergartenpädagogInnen Ihre tägliche Arbeit nicht?

Thema 3 – Das alltägliche Arbeiten der Physiotherapeutinnen der MA 10

Thema 3: offene Fragen
- Mit welchen Themen werden Sie in Ihrer täglichen Arbeit konfrontiert?
- Wie gestaltet sich ein regulärer Arbeitstag?
- Welche PatientInnen betreuen Sie gerade – welche konkreten Ziele haben Sie hier gesetzt?

Thema 3: Theorie- und hypothesengerichtete Fragen
- Beinhaltet Ihre tägliche Arbeit rein physiotherapeutische Aufgaben oder übernehmen Sie auch andere – beispielsweise heilpädagogische oder ergotherapeutische Aufgaben?
- Stehen Ihnen andere Berufsgruppen bei Ihrer täglichen Arbeit zur Seite?

Thema 3: Mögliche Konfrontationsfragen
- Holen Sie sich tatsächlich (heilpädagogische) Hilfe und Tipps bei den SonderkindergartenpädagogInnen?
- Schicken Sie wirklich alle Kinder, deren Probleme nicht rein physioteutisch sind, zu anderen Fachkräften?

- Versuchen Sie nicht, das Fehlen von ErgotherapeutInnen durch Ihre eigene physiotherapeutische Arbeit ‚auszugleichen'?

Thema 4 – Probleme im Arbeitsalltag der Physiotherapeutinnen der MA 10

Thema 4: offene Fragen
- Gibt es Schwierigkeiten bei Ihrer täglichen Arbeit?
- Werden Sie mit Problematiken konfrontiert, denen Sie sich beruflich nicht gewachsen fühlst?

Thema 4: Theorie- und hypothesengerichtete Fragen
- Wurden Sie in Ihrer Grundausbildung ausreichend für diese spezielle Arbeitsstelle ausgebildet?
- Fehlen Ihnen manchmal die enge Zusammenarbeit mit anderen Berufsgruppen, beispielsweise HeilpädagogInnen?

Thema 4: Mögliche Konfrontationsfragen
- Greifen Sie tatsächlich nur auf physiotherapeutisches Fachwissen zurück – oder haben Sie sich mittlerweile auch Wissen anderer Gebiete angeeignet, um den fachlichen Anforderungen Ihrer Arbeitsstelle gerecht zu werden?
- Versuchen Sie sich bei Ihrer täglichen Arbeit auf rein medizinische Probleme zu konzentrieren oder weichen Sie vom medizinischen Ansatz der pädiatrischen Physiotherapie ab?

Thema 5 – Wünsche/Lösungsvorschläge der Physiotherapeutinnen der MA10

Thema 5: offene Fragestellung
- Haben Sie Ideen, die Ihr tägliches Arbeiten erleichtern würden?
- Welche Wünsche haben Sie an Ihre Arbeitskolleginnen bzw. an Ihre Chefin?

Thema 5: Theorie- und hypothesengerichtete Fragen
- Könnten spezielle Aus-/Fortbildungen etwaige ‚Wissenslücken' schließen?
- Welche Lehr-Inhalte würden Sie sich gerne aneignen?

Thema 5: Mögliche Konfrontationsfragen

- Reichen Ihnen die Vermittlung physiotherapeutischer Wissens-inhalte?
- Wäre eine interdisziplinäre Fortbildung nicht besser?
- Verlangen die Umstände an dieser speziellen Arbeitsstelle und die Anforderungen Ihres täglichen Arbeitens nicht nach physio-therapeutischen Fachkräften, die zumindest grundlegendes heilpädagogisches Wissen vorweisen können?

PHASE 4: Gesprächsabschluss
- Dank
- Abschließende Fragen?

Kurzfragebogen

Name:

Alter:

Ausbildung zur PT (wann, wo):

Berufliche Tätigkeit/en:

Fortbildungen (bitte mit Datum):

Kategorie	Subkategorie	Definition	Ankerbeispiel	Kodierregel
Verständnis von Physiotherapie im Allgemeinen	Leitideen	Leitideen und Grundgedanken der allgemeinen Physiotherapie	Die allgemeine Physiotherapie gehört schon klar zur Medizin.	Äußerungen müssen klar der allgemeinen Physiotherapie zugeordnet worden sein, kein Zusammenhang mit praktischem Arbeiten – sonst zu praxisleitenden Ideen.
	Praxisleitende Ideen	Grundgedanke und Leitidee des praktischen Arbeitens in der allgemeinen Physiotherapie	Man darf den Blick für das Ganze nicht verlieren, der Mensch steht immer in Zentrum des praktischen Arbeitens.	Äußerungen in Zusammenhang mit praktischem Arbeiten, klare Zuordnung zur allgemeinen Physiotherapie.
	Ziele	Was soll mittels allgemeiner Physiotherapie erreicht werden? Zielsetzung der allgemeinen Physiotherapie (siehe Heilung, Prävention, etc.)	Also in der Erwachsenentherapie geht es um die Heilung und um die Beseitigung des Problems.	Äußerungen, die in klarem Zusammenhang mit der allgemeinen Physiotherapie stehen und ausdrücken, welches Behandlungsziel verfolgt werden soll.
	AdressatInnen	Wer steht im Zentrum der allgemeinen Physiotherapie?	Ich sehe die allgemeine Physiotherapie als Therapie bei Menschen, die körperliche Schwierigkeiten, also mit dem Bewegungsapparat haben.	Alle Personen, die in den Interviews als mögliche PatientInnen/KlientInnen genannt werden.

Internetquellen

http://www.dieuniversitaet-online.at/dossiers/beitrag/news/die-rechte-von-menschen-mit-behinderungen-und-die-aufgaben-der-heilpadagogik-2/251/neste/1.html

Biewer, G. (2005): Die Rechte von Menschen mit Behinderung und die Aufgaben der Heilpädagogik, 1-2

„'Normalisierung' und schulische Integration Eine Gegenbewegung zum Leben in Sondereinrichtungen entstand erst still und vom deutschen Sprachraum anfangs unbeachtet in den skandinavischen Ländern. Der Schwede Bengt Nirje stellte in den 1960er Jahren Institutionen infrage, die Rundumversorgungen bei Bildung, Wohnen und Arbeit für Menschen mit geistiger Behinderung bereithielten. Unter dem Stichwort ?Normalisierung? forderte er etwa die Trennung von Wohnstätte und Arbeitsplatz und weiters Lebensbedingungen, die denjenigen der Durchschnittsbevölkerung entsprechen. Mit der Weiterentwicklung dieses Prinzips durch den Amerikaner Wolf Wolfensberger in den 1970er Jahren und der Übernahme dieser Positionen in Europa fand ein Prozess der Umgestaltung der pädagogischen Einrichtungen für behinderte Menschen statt. Die Propagierung eines möglichst normalen Lebens und die Hebung der sozialen Rolle behinderter Menschen legte den Grundstein für weitere Veränderungen. Die Bezugnahme auf die Rechte der betroffenen Menschen war in der Debatte über Normalisierung bereits vorhanden, wenngleich sie noch keine zentrale Argumentationsfigur darstellte. Die Forderung nach Integration von Kindern mit Behinderungen in die reguläre Schule seit den 1970er Jahren war eine Fortführung der Debatte über Normalisierung, die gemeinsam mit analogen Debatten in der Medizin nachfolgend zu Umgestaltungen im Bildungswesen führte.
So schaffte Italien als erstes europäisches Land seine Sonderschulen ab und integrierte Kinder mit Behinderungen in die Regelschulen. *Inclusion* ? über die Verschiedenheit der Voraussetzungen Ein pädagogischer Diskurs, in dem die Argumentation mit den Rechten von behinderten sowie von sozial und kulturell benachteiligten Kindern eine zentrale Rolle spielt, stammt aus den angelsächsischen Ländern."

1

Bildungsagentur – Verein zur Förderung alternativer Bildungspro-
gramme (Hrsg., 2009): Wiener Schulführer, 1

„Bundes-Blindenerziehungsinstitut	Wittelsbachstraße	5	1020
Bundesinstitut f. Gehörlo-senbildung - Sculzentrum für hörbeeinträchtigte / Gehörlose und hörende SchülerInnen-	Maygasse	25	1130
Caritas Schule	Gspöttgraben	5	1190
Clara-Fey-Schule, SPZ, ASO u. SO f. schwerstbeh. Kinder	Stefan-Esders-Platz	1	1190
Hans Radl Schule (HS)	Währinger Straße	173-181	1180
Hans-Radl-Schule, Schule f. körperbehinderte Kinder (VS u. SO)	Währinger Straße	173-181	1180
Karl Schubert Schule Bil-dungsstätte f.. Seelenpfle-ge-bedürftige Kinder und Jugendliche in Wien	Kanitzgasse	1-3	1230
Lernwerkstatt Donaustadt	Steinbrechergasse	6	1220
Lorenz Kellner-Schule	Lorenz-Kellner-Gasse	15	1220
Schwerhörigenschule Wien, VKL, VS, Integrati-onsVS, HS, Intergrations-KMS, Poly, Sonderschule	Hammerfestweg	1	1220"

1

http://www.unfallchirurgen.at/download/agenda/27_denk.pdf

Denk, E. (2009): Physiotherapie in der Rehabilitation und Sporttherapie, 4

> „Zielsetzungen der Einzeltherapie bei verschiedenen Verletzungsmus-
> ter
> Die Zielsetzung der Einzeltherapie ist bei Patienten nach Mehrfachver-
> letzten, nach Amputationen, nach Schädelhirntraumen und nach
> Querschnittläsionen sehr unterschiedlich. Die Therapie bei Patienten
> nach Mehrfachverletzungen soll den Zustand, den der Patient vor der
> Verletzung hatte, möglichst wiederherstellen. Ziel ist das Wiederer-
> langen des größtmöglichen Bewegungsumfanges von Gelenken, die
> Kräftigung der Muskulatur, die Verbesserung der Koordination und ein
> „normales" Gangbild."

4

www.wien.gv.at/bildung/kindergarten/abteilung/entwicklungsfoerderung.html#in
halt

o.A. (2008): Mobile Entwicklungsförderung für Kinder - Wiener Kindergärten, 1

> „Auffälligkeiten in der Entwicklung eines Kindes können in städtischen Kinder-
> gärten und Horten erkannt werden. In diesem Fall stehen den Eltern Spezialis-
> tinnen und Spezialisten ohne Zusatzkosten mit Rat und Tat zur Seite. Zusätz-
> lich bieten sie in den dreizehn Stellen für Entwicklungsförderung Beratung, För-
> derung und Behandlungen an. Mit dem Einverständnis der Eltern arbeiten im
> Interesse des Kindes die Teams mit anderen Einrichtungen zusammen.
>
> Psychologische Beratung und klinisch-psychologische Diagnostik
>
> Die Psychologinnen beziehungsweise Psychologen der städtischen Kinderbe-
> treuungseinrichtungen sind Spezialistinnen und Spezialisten auf dem Gebiet
> der Entwicklungspsychologie und der Kleinkinddiagnostik. Diese klären kosten-
> los Verhaltens- und Entwicklungsauffälligkeiten von Kindern im Vorschulalter
> ab. Gemeinsam mit den Eltern und Pädagoginnen beziehungsweise Pädago-
> gen stellen sie fördernde Maßnahmen zusammen.
>
> Physiotherapeutische Begutachtung und Therapie
>
> Die Physiotherapeutinnen und Physiotherapeuten klären gemeinsam mit den
> Eltern und den Pädagoginnen beziehungsweise Pädagogen in der Gruppe Be-
> wegungsauffälligkeiten oder körperliche Fehlhaltungen bei Kindern ab. Dies
> geschieht auf freiwilliger Basis und mit Zustimmung der Eltern. Im Rahmen die-
> ses kostenlosen Services werden auch individuelle Therapiemaßnahmen für
> das Kind besprochen.
>
> Sprachheilpädagogische Abklärung, Beratung und Behandlung
>
> Die Sprachheilpädagoginnen und Sprachheilpädagogen überprüfen mit Zu-
> stimmung der Eltern die sprachlichen Fähigkeiten jedes Kindergartenkindes.

152

Sie informieren Eltern über das Ergebnis und führen, falls notwendig, fördernde Maßnahmen durch.

Sonderpädagogische Begutachtung und Betreuung

Die Sonderkindergartenpädagoginnen und Sonderkindergartenpädagogen unterstützen durch sonderpädagogische Interventionen entwicklungsbeeinträchtigte und verhaltensauffällige Kindergartenkinder sowie Kinder mit Behinderung. Sie erarbeiten mit den Gruppenpädagoginnen oder Gruppenpädagogen Förderpläne, geben Eltern sowie Kindergartenpädagoginnen oder Kindergartenpädagogen Hilfestellung bei deren Umsetzung und unterstützen sie in schwierigen Gruppensituationen.

Sonderhortpädagoginnen und Sonderhortpädagogen sind erste Ansprechpartnerinnen beziehungsweise Ansprechpartner bei Fragen und Problemen, die sich bei Schulkindern in den städtischen Horten ergeben. Sie unterstützen das Hortteam beim Erstellen geeigneter Förderpläne und zeigen vorhandene, ungenützte Möglichkeiten auf. Mit dem Einverständnis der Eltern nehmen sie auch mit der Schule Kontakt auf."

1

---

http://www.fh-campuswien.ac.at/studium/gesundheit/bachelor/physiotherapie/_berblick

o.A. (2009a): Ihr Studium im Überblick, 1

„Die Erhaltung und Wiederherstellung der Bewegungsfähigkeit des Menschen stehen im Mittelpunkt der Physiotherapie. Sie berücksichtigt dabei die individuellen Funktionen und Bedürfnisse der PatientInnen.

Als PhysiotherapeutInnen arbeiten Sie im Bereich der Vorbeugung, Therapie und Rehabilitation. Sie analysieren Bewegungsabläufe, erstellen gemeinsam mit den PatientInnen Behandlungspläne, wählen therapeutische Maßnahmen aus und führen sie durch. Im Rahmen der Prävention sind Sie vor allem in der Gesundheitserziehung und –beratung tätig und setzen prophylaktische Maßnahmen.Das im Studium erworbene theoretische Wissen ist eng mit seiner praktischen Anwendung in Berufspraktika und bei der Mitarbeit in F&E-Projekten verknüpft. Ihre Aufgaben in Ausbildung und Beruf erfordern Ihr medizinisches Interesse, sozialkommunikative Kompetenz und motorische Fertigkeiten."

1

---

http://www.fh-
campus-
wien.ac.at/studium/gesundheit/bachelor/physiotherapie/studienplan/?LvId=6312

o.A. (2009b): Studienplan, Pädagogik SE, 1

„Pädagogik SE

Art der Lehrveranstaltung

Seminar (SE)

Vortragende/r (Mitwirkende)

Dr. Christina Hager, Dipl.Med.Päd.in Franziska Höhne, Dr.in Alice Maria Synek-
Strassnitzky

Ziele der Lehrveranstaltung

Die   AbsolventInnen
+ kennen pädagogische Implikationen/Aspekte physiotherapeutischen Handelns
+ können physiotherapeutisches Handeln vor dem Hintergrund ausgewählter
pädagogischer   Theorien   reflektieren/problematisieren
+ können ihre Ausbildung zum Physiotherapeut mit aktuellen gesellschaftlichen
Anforderungen   an   Aus-/Bildungsinstitutionen   in   Beziehung   setzen
+ kennen Methoden der Wissensvermittlung/des Wissenserwerbs und können
ausgewählte anwenden."

1

---

http://www.fh-
campus-
wien.ac.at/studium/gesundheit/bachelor/physiotherapie/studienplan/?LvId=6339

o.A. (2009b): Studienplan, Behindertensport UE, 1

„Behindertensport

Art der Lehrveranstaltung

Übung (UE)

Vortragende/r (Mitwirkende)

Mag.a Silke Gruber, Christine HöchtlZiele der Lehrveranstaltung

Die   AbsolventInnen
*wissen   über   Behinderungsarten   Bescheid
*kennen den Zusammenhang zwischen den Funktionsdefiziten der SportlerIn-
nen   und   den   Anforderungen   der   verschiedenen   Sportarten
*erkennen, welche Kompensationen nötig sind, um die Sportarten auszuüben
*kennen Vereine und Organisationen, in denen Behindertensport ausgeübt
werden kann."

1

---

www.wien.gv.at/bildung/kindergarten/abteilung/integration.html

o.A. (2011a): Integration und Entwicklung von Kindern mit Behinderung - Wiener Kindergärten, 1-2

„Integration und Entwicklung von Kindern mit Behinderung - Wiener Kindergärten (MA 10)

Schon im Kindergarten wird der Grundstein für das selbstverständliche Miteinander von Kindern mit und ohne Behinderung gelegt. Das gemeinsame Spielen und Lernen fördert soziale Fähigkeiten, die im späteren Leben ausschlaggebend für gesellschaftliche Toleranz, Akzeptanz und den Respekt für Menschen mit besonderen Bedürfnissen sind. Umgekehrt profitieren Kinder mit Behinderung vom gemeinsam gelebten Alltag und erschließen sich im Kontakt mit Kindern ohne Behinderung neue Lernwelten.

Integrationsgruppen und Integrationsplätze

In den städtischen Kinderkrippen, Kindergärten und Kinderhorten werden rund 4.600 Kinder mit erhöhtem Förderbedarf von Spezialistinnen und Spezialisten betreut. Die Stadt Wien betreibt 276 Integrationsgruppen (146 Kindergartengruppen und 130 Hortgruppen) an 141 Standorten.

Die Anzahl der Kinder in Integrationsgruppen ist auf maximal 20 beschränkt. Davon sind drei bis sechs Kinder mit Behinderung untergebracht.

Die Anzahl der Kinder in Integrationsgruppen ist auf maximal 20 beschränkt. Davon sind drei bis sechs Kinder mit erhöhtem Förderbedarf untergebracht.

Betreuungssituation in der Gruppe

In einer Integrationsgruppe werden durchschnittlich vier Kinder mit Behinderung und 16 Kinder ohne Behinderung gemeinsam betreut. Die Gruppenräume sind speziell auf die Bedürfnisse von Kindern mit Behinderung zugeschnitten. Von der Therapieschaukel bis zum Bällchenbad findet man vielfältige Zusatzausstattungen.

Betreuerteam im Kindergarten:

Eine Kindergartenpädagogin beziehungsweise ein Kindergartenpädagoge

Eine Sonderkindergartenpädagogin beziehungsweise ein Sonderkindergartenpädagoge

Zwei Kindergartenassistentinnen beziehungsweise zwei Kindergartenassistenten

Betreuerteam im Hort:

Eine Hortpädagogin beziehungsweise ein Hortpädagoge

Eine Sonderhortpädagogin beziehungsweise ein Sonderhortpädagoge

Zwei Hortassistentinnen beziehungsweise zwei Hortassistenten

Zusätzlich stehen Spezialistinnen und Spezialisten des Fachbereiches Mobile Entwicklungsförderung für Kinder zur Verfügung:

Mobile Sonderkindergartenpädagoginnen beziehungsweise Sonderkindergartenpädagogen

Mobile Sonderhortpädagoginnen beziehungsweise Sonderhortpädagogen

Psychologinnen beziehungsweise Psychologen

Sprachheilpädagoginnen beziehungsweise Sprachheilpädagogen

Physiotherapeutinnen beziehungsweise Physiotherapeuten

Bei der Einzelintegration von Kindern mit Behinderung in Kindergarten- und Hortgruppen kommen Spezialistinnen und Spezialisten des Fachbereiches Mobile Entwicklungsförderung für Kinder ebenfalls zum Einsatz.

1

Heilpädagogische Gruppen

Eine besondere Integrationsform sind die 29 Heilpädagogischen Gruppen. Diese sind räumlich und personell speziell auf Kinder mit schwersten Behinderungen abgestimmt. Maximal zwölf Kinder mit schweren Mehrfachbehinderungen werden in diesen Gruppen umsorgt und gefördert.

Betreuerteam in der Heilpädagogischen Kindergartengruppe:

Zwei Sonderkindergartenpädagoginnen beziehungsweise zwei Sonderkindergartenpädagogen

Zwei Kindergartenassistentinnen beziehungsweise zwei Kindergartenassistenten

Betreuerteam in der Heilpädagogischen Hortgruppe:

Zwei Sonderhortpädagoginnen beziehungsweise zwei Sonderhortpädagogen

Zwei Hortassistentinnen beziehungsweise zwei Hortassistenten

Vergabe von Integrationsplätzen

Integrationsplätze werden nach einem ausführlichen Gespräch mit Psychologinnen und Psychologen der MA 10 vergeben. Dabei werden die Bedürfnisse des Kindes berücksichtigt und ein geeigneter Integrationsplatz vorgeschlagen."

2

http://www.wien.gv.at/menschen/gleichbehandlung/themen/bildung.html

o.A. (2011b): Aus- und Weiterbildung für Bedienstete der Stadt Wien, 1

„Aus- und Weiterbildung für Bedienstete der Stadt Wien

Der beruflichen Aus- und Weiterbildung kommt eine Schlüsselrolle im Berufsalltag zu. Lebenslanges Lernen ist zu einer Selbstverständlichkeit im Berufsleben
geworden. Der Bildungszugang für Frauen muss gleichermaßen gewährleistet
sein wie für ihre männlichen Kollegen.

Wie Studien belegen, zeigen Frauen eine große Bereitschaft zur Weiterbildung.
Sie scheitern jedoch oft an der Durchsetzung diesbezüglicher Wünsche. Die
Angst, durch für eine Fortbildung nötiges Fernbleiben vom Dienst die Missgunst
der Mitarbeiterinnen und Mitarbeiter sowie der Vorgesetzten auf sich zu ziehen,
ist einer der häufigsten Hindernisgründe. Aktive Unterstützung der Dienstgebe-
rin Stadt Wien kommt nur langsam in Gang.

Statistik

Die 46.333 Teilnahmen von Frauen und 21.387 Teilnahmen von Männer an den
Bildungsangeboten der Stadt Wien (Magistrat, UKAV und WSTW Holding AG) ent-
sprachen 2009 dem Prozentsatz von etwa 58 Prozent Frauen. Dies war exat
der Prozentanteil der Frauen am Gesamtanteil der Bediensteten der Stadt
Wien.

Im Jahr 2009 nahmen insgesamt 7.094 Frauen und 6.760 Männer an Aus- und
Weiterbildungsveranstaltungen der Verwaltungsakademie der Stadt Wien teil.
Der Frauenanteil lag bei rund 51 Prozent und unterschritt somit den Anteil der
weiblichen Dienstnehmerinnen im Magistrat (55 Prozent).

Im Krankenanstaltenverbund (KAV) betrug der Prozentanteil der Frauen an der
Weiterbildung 74 Prozent und enstprach damit dem Frauenanteil im UKAV.

Bei der Wiener Stadtwerke Holding AG nahmen 36 Prozent Frauen an der Weiterbildung teil. Bei einem Anteil von 13 Prozent Frauen in der Bediensteten-
struktur wurde hier deutlich Frauenförderung umgesetzt."

1

WCPT (2007): Declarations of Principle, 7-20

„Individuals with appropriate education and/or credentials should teach basic and foundational sciences (e.g., anatomy, histology, physiology, imaging, pharmacology), behavioural and social sciences (e.g., psychology, ethics, sociology), movement sciences (e.g., kinesiology, biomechanics, exercise science) and research methodology."

7

„For patients/clients who are determined not competent to give informed consent (e.g., children, individuals who are unconscious, have mental health problems, or are elderly and confused), consent is obtained wherever possible from parents, guardians, carers, or others designed to act on their behalf. In each case, the physical therapist shall:

Ascertain which agency or person is acting on the patient's/client's behalf

Provide the patient's/client's agent with all relevant information, and give the agent the opportunity to decline the physical therapy intervention

Provide information to patients in such a way as to allow for nonverbal responses."

10

„The physical therapist provides, or directs and supervises, the physical therapy intervention/treatment consistent with the results of the examination, evaluation, diagnosis, prognosis, and plan of care/intervention/treatment.

The intervention/treatment:

Is based on the examination, evaluation, diagnosis, prognosis, plan of care/intervention/treatment and informed by current evidence

Is provided by or under the ongoing direction and supervision of the physical therapist

Is provided in such a way that directed and supervised responsibilities are commensurate with the qualifications and the legal limitations of support personnel

Is altered in accordance with changes in response or status."

18

158

„Plan of Care/Interventions/Treatments

The physical therapist establishes a plan of care/interventions/treatments and manages the needs of the patient/client based on the examination, evaluation, diagnosis, prognosis, goals, and outcomes of the planned interventions/treatments for identified disabilities (impairments, activity, limitations and participation restrictions) and/or for prevention, health promotion, fitness, and wellness.

The physical therapist collaboratively involves the patient/client and others as appropriate in the planning, implementation, and assessment of the plan of care/intervention/treatment."

20

www.ingramcontent.com/pod-product-compliance
Lightning Source LLC
Chambersburg PA
CBHW070729220326
41598CB00024BA/3367